MÉMOIRE

SUR

LE DOSAGE DE L'OPIUM

ET SUR

LA QUANTITÉ DE MORPHINE

QUE L'OPIUM DOIT CONTENIR.

OBSERVATIONS

SUR LE

LAUDANUM LIQUIDE DE SYDENHAM.

Par M. GUIBOURT,

PROFESSEUR À L'ÉCOLE SUPÉRIEURE DE PHARMACIE DE PARIS,
MEMBRE DE L'ACADÉMIE IMPÉRIALE DE MÉDECINE, ETC.

PARIS.

IMPRIMÉ PAR E. THUNOT ET Cⁱᵉ,

RUE RACINE, 26, PRÈS DE L'ODÉON.

1862

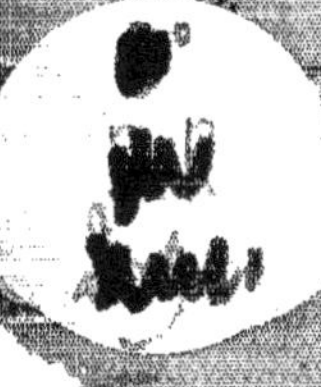

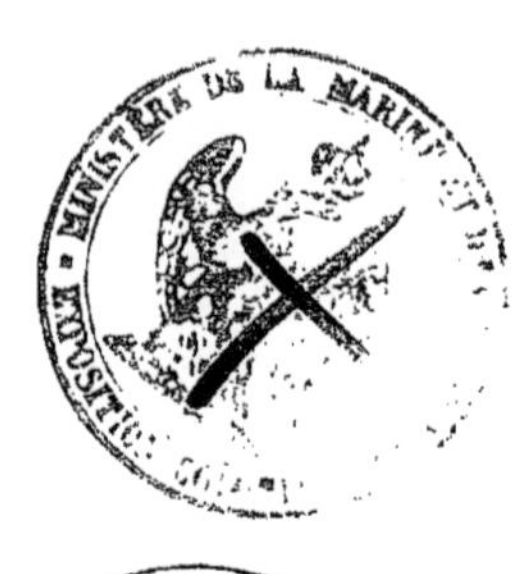
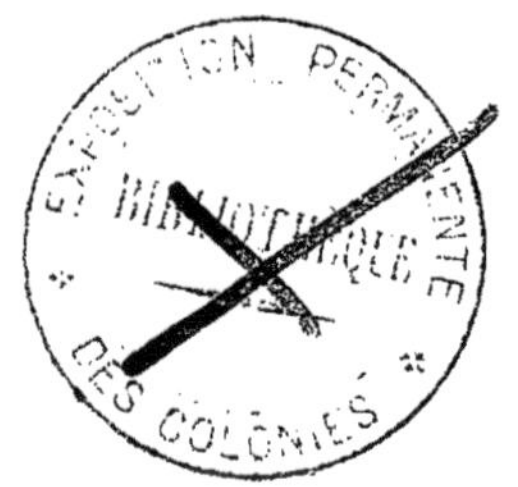
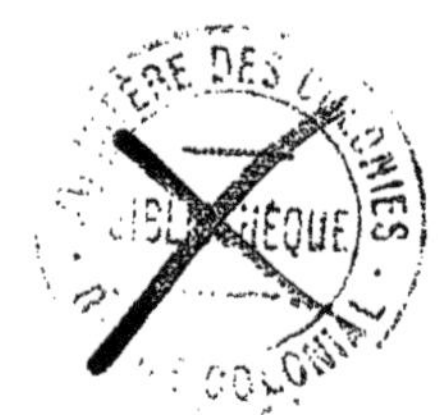

MÉMOIRE

SUR

LE DOSAGE DE L'OPIUM

ET SUR

LA QUANTITÉ DE MORPHINE

QUE L'OPIUM DOIT CONTENIR,

Par M. GUIBOURT.

LU A LA SÉANCE DE RENTRÉE DE L'ÉCOLE DE PHARMACIE,
LE 13 NOVEMBRE 1861.

Depuis plusieurs années on s'est beaucoup occupé du dosage de la morphine dans l'opium et, par quelque raison que ce soit, on y a trouvé des quantités de cet alcaloïde tellement inférieures à ce qu'elles devaient être, on a tant répété que l'opium de Smyrne, qui est réputé le meilleur, ne renferme ordinairement que de 3 à 6 pour 100 de morphine et que celui qui en contient 8 ou 9 doit être considéré comme *de très-bonne qualité* (1), qu'on ne trouve presque plus aujourd'hui

---

(1) Je n'en citerai qu'un exemple : M. le professeur Decharmes, dans un *Mémoire sur l'opium indigène* (Amiens, 1855), rapporte huit analyses d'*opium de Smyrne*, dont :

3 attribuent à cet opium une richesse en morphine de 3 à 4 pour 100.
3 — — de 4 à 5 —
1 — — de 5 à 8 (Guibourt).
1 — — de 6 (Chevallier).

Pour ne parler que de l'analyse mise sous mon nom, et présentée

1

d'opium pur dans le commerce. C'est là un résultat déplorable
auquel il est urgent de remédier, en montrant ce que doit être
le bon opium.

Ce que je vais dire n'est pas nouveau, mais je ne puis cesser
de le répéter : l'*opium* est le produit d'incisions faites aux capsules des pavots et le *méconium* provient de l'expression des
mêmes capsules. Plusieurs auteurs ont prétendu qu'on ne préparait plus d'*opium* ou que, si l'on en préparait encore, il était
si rare et d'un prix si élevé qu'il ne parvenait pas en Europe,
où nous recevions seulement le *méconium*. Mais ces auteurs
avaient été contredits d'avance par Bélon, qui a vu préparer
très en grand l'opium en Anatolie, par l'incision des capsules,
et qui estime à la charge de cinquante chameaux l'exporta-
tion annuelle qui en était faite de son temps (en 1553). J'a-
joute que l'*odeur vireuse*, l'*amertume*, l'*âcreté*, l'*inflammabilité*,
qui ont toujours été regardées comme les caractères distinctifs
de l'opium, jointes à la présence de la *résine*, de la *cire* et du
caoutchouc (principes insolubles dans l'eau qui appartiennent
aux sucs laiteux obtenus par incision), montrent que, de tous

---

comme celle d'un opium normal, je dirai qu'elle se rapporte à un opium
falsifié, saisi à l'entrepôt de Paris, qui contenait 18,15 de fécule p. 100,
et qui ne fournissait que 39,63 d'extrait aqueux, duquel j'ai retiré seulement 5,37 de morphine cristallisée. Cet opium a été détruit à l'entrepôt
même, par suite d'un jugement de police correctionnelle.

M. Decharmes cite encore, comme se rapportant à l'opium de Smyrne,
une note de M. de Vry, qui fait varier la richesse en morphine de cet
opium entre 0,09 et 9,20 pour 100.

Cette note est insérée dans le XVIIe volume du *Journal de pharmacie
et de chimie* (p. 439). On y trouve rapportés les résultats de vingt et une
analyses faites à l'aide d'un procédé d'une exactitude fort douteuse.

La première analyse n'a donné que des traces de morphine.		
La deuxième	en a fourni	0,09 pour 100.
La troisième	—	1,70 —
Les cinq suivantes	—	de 2,30 a 2,40 —
Les quatre suivantes	—	de 3.00 à 3,20 —
La dernière	—	9,20 —

Il est impossible de prendre ces analyses de produits évidemment falsifiés pour l'expression normale de la valeur de l'opium de Smyrne.

temps, le bon et véritable opium a été le résultat de l'incision des capsules. J'ajoute encore que de nombreux essais tentés en Europe et rappelés par M. Chevallier dans sa *Notice historique sur l'opium indigène* (Paris, 1852), prouvent la possibilité d'extraire un opium médical et commercial par la seule incision des capsules, et je conclus qu'on ne doit regarder comme véritable opium que celui qui a été obtenu de cette manière et qui présente les caractères ci-dessus indiqués (odeur vireuse propre et très-prononcée, amertume, âcreté, inflammabilité, insolubilité partielle dans l'eau, avec résidu glutineux, etc.). Je dénie le titre de bon pharmacien à celui qui accepte comme étant de bonne qualité un opium qui ne les possède pas.

Du pavot qui fournit l'opium.

Il est remarquable que Dioscoride et Pline font extraire l'opium du *pavot noir* (1), et que, néanmoins, ce soit du pavot blanc que l'opium soit retiré depuis très-longtemps dans tout l'Orient. Bélon, et plus récemment Olivier, nomment très-positivement le *pavot blanc*, et toutes les capsules reçues d'Anatolie, d'Arménie, de Perse, de l'Inde et de l'Égypte, appartiennent au pavot blanc (2). Nous verrons cependant que le *pavot noir* ou *pavot à œillette* fournit un opium souvent plus actif que l'autre. Le *pavot pourpre* de M. Aubergier, qui est le *pavot rouge* ordinaire de nos jardins', produit un opium égal au premier. Dans tous les cas, il faut se rappeler que l'opium d'Anatolie est extrait du pavot blanc, l'opium *Aubergier* du pavot pourpre des jardins et l'opium *Bénard*, ou du nord de la France, du *pavot à œillette*.

---

(1) Dioscoride, par incision des capsules, Pline, par incision de la tige.

(2) Toutes ces capsules sont indéhiscentes et à graines blanches ; seulement elles sont plus petites, plus blanches et beaucoup plus minces que les capsules de nos pavots blancs cultivés.

De la quantité d'eau dans l'opium.

L'opium extrait du pavot à l'état liquide, concentré à l'air et mis en pains aussitôt qu'il est possible de le faire, est plus ou moins mou d'abord, et peut contenir des quantités d'eau très-variables; mais je doute qu'il puisse en renfermer, ainsi que cela a été dit, de 33 à 53 pour 100. Une pareille proportion d'eau rendrait l'opium presque liquide.

J'ai trouvé une fois, chez un commerçant, un opium récemment reçu, *très-mou* et conservé dans un lieu bas et humide. Pourquoi? je n'en sais rien. Cet opium contenait 20 pour 100 d'eau.

J'ai analysé tous les opiums adressés par M. Della-Sudda père à l'exposition universelle de 1855, et trois autres qu'il a bien voulu m'envoyer depuis. Ces opiums, qui étaient contenus dans des flacons bouchés en verre, contenaient presque tous de 15 à 17 centièmes d'eau. Un seul en renfermait 24 centièmes : c'est le plus que j'en aie trouvé.

On conçoit que si l'on analyse ces opiums en ne tenant pas compte de l'eau qu'ils renferment, on y trouvera une quantité faible de morphine; mais ce n'est pas sous cet état qu'un pharmacien doit employer l'opium et qu'on doit établir, pour l'utilité de la médecine, le rapport de la morphine à l'opium.

Un fabricant de produits chimiques s'embarrasse peu de l'eau et des corps étrangers qu'un opium peut contenir; la seule chose qui lui importe, c'est la quantité de morphine que cet opium peut fournir ; mais le pharmacien ne peut pas admettre que ce résultat représente la valeur médicale de l'opium, parce qu'il doit rejeter tout d'abord celui qui est falsifié, et qu'il doit ensuite, si l'opium qu'il accepte *est mou,* le laisser durcir chez lui dans un endroit sec, de manière à l'amener à un état presque constant d'hydratation. En effet, l'opium *de bonne qualité,* récent et mou, conservé dans un endroit sec, jusqu'à ce qu'il soit durci jusqu'au centre, conserve toujours au moins 5 centièmes d'eau et, le plus ordinairement, de 7 à 8 centièmes. C'est à cet état que l'opium doit être employé pour la préparation des médicaments et qu'il est nécessaire d'en connaître la richesse en morphine. C'est alors qu'il mérite, par la constance de ses effets et par le soulagement qu'il procure à l'homme dans le plus grand nombre de ses maladies, les éloges que lui ont donnés les plus célèbres médecins de tous les temps. Dans les analyses qui vont suivre, j'indiquerai, autant que possible, la quantité de morphine fournie par chaque opium, dans son état mou primitif, durci à l'air et séché à la température de 100 degrés.

Dosage de la morphine.

Je ne connais pas, jusqu'à présent, de méthode expéditive pour doser la morphine dans l'opium. Celles qui ont été proposées ne sont que des procédés d'extraction de la morphine. Telle est d'abord la méthode qui consiste à convertir à froid l'opium en extrait aqueux, à redissoudre l'extrait dans l'eau froide et à précipiter la liqueur filtrée par de l'ammoniaque en léger excès. Après trente-six heures, on reçoit le précipité sur un filtre, on le lave d'abord à l'eau froide, puis avec de l'alcool à 40 ou 50 centièmes, et on le traite ensuite par de l'alcool à 85 centièmes, bouillant. On obtient de cette manière de la morphine cristallisée, peu colorée et presque privée de narcotine. Ce procédé, que j'ai conseillé le premier, étant appliqué à 20 ou 30 grammes d'opium, n'est guère plus long que les autres et réussit bien.

Cependant le procédé le plus usité aujourd'hui est celui que M. Guillermond a proposé en 1828 et qu'il a formulé d'une manière plus précise en 1849, dans le *Journal de pharmacie et de chimie*. On prend 15 grammes d'opium, on les délaye dans un mortier avec 60 grammes d'alcool à 71 centièmes; on reçoit le mélange sur un linge, on exprime et on reprend le résidu par 40 grammes du même alcool. On réunit les teintures dans un flacon au fond duquel on a mis 4 grammes d'ammoniaque liquide; douze heures après, la morphine est déposée en cristaux adhérents, assez gros et d'un toucher graveleux; la narcotine se trouve au-dessus, en fines aiguilles nacrées, blanches et légères. On la sépare en délayant le produit dans l'eau qui dissout le méconate d'ammoniaque, retient en suspension la narcotine et laisse précipiter la morphine.

M. Reveil a fait sur ce procédé trois observations très-fondées:

la première est que la quantité d'alcool n'est pas suffisante pour épuiser l'opium ; la seconde est que douze heures ne suffisent pas pour la cristallisation complète de la morphine ; la troisième est que la séparation mécanique de la narcotine par l'eau est incomplète : M. Reveil aurait pu dire qu'elle est le plus souvent impraticable.

A ces trois observations, j'en ajoute une quatrième : c'est qu'il est bien difficile de délayer dans un mortier 15 grammes d'opium dans 60 gr. d'alcool et d'exprimer ce mélange dans un linge sans en perdre une partie notable ; de sorte que, si le procédé de M. Guillermond donne des résultats assez souvent approximatifs, c'est par une sorte de compensation entre la perte d'une partie du produit et l'augmentation due à la narcotine et à d'autres principes ajoutés à la morphine. Il faut agir différemment et surtout y mettre plus de temps.

On a fait sur l'opération du dosage de la morphine d'autres observations auxquelles j'attache moins d'importance qu'aux précédentes.

1° Je ne crois pas que la dessiccation de l'opium dans une étuve chauffée à l'eau bouillante diminue la quantité de morphine, et j'y trouve l'avantage d'agir sur l'opium pulvérisé que je mets dans un flacon avec quatre fois son poids d'alcool. On peut opérer à froid ou à chaud, mais dans le second cas, on laisse le mélange se refroidir et reposer pendant vingt-quatre heures au moins dans le flacon, afin de laisser précipiter la cire, la résine, le caoutchouc et une partie de la narcotine, que le traitement par l'alcool tend à ajouter à la morphine, tandis que le procédé par l'extrait aqueux a pour effet de les en séparer.

Dans tous les cas, la teinture alcoolique étant bien éclaircie par le repos, je l'enlève avec une pipette pour la porter dans le vase où doit se faire la précipitation; je mets une dose moindre d'alcool sur le résidu, puis une troisième, et c'est seulement alors que j'exprime le marc dans un linge qu'on lave encore avec une certaine quantité d'alcool.

2° Je n'attache pas une grande importance à verser l'ammoniaque dans la liqueur alcoolique ou à faire l'inverse ; mais je crois qu'il y a un véritable inconvénient à n'ajouter que la quantité d'ammoniaque strictement nécessaire pour saturer l'acidité de la liqueur; car alors la morphine se précipite en partie à l'état de sous-méconate. Je préfère ajouter un excès d'ammoniaque *sensible à l'odorat;* cet excès s'évapore à l'air en assez peu de temps et laisse précipiter la morphine qu'il aurait pu redissoudre d'abord.

3° Je ne lave pas immédiatement la morphine avec de l'eau qui précipite sur l'alcaloïde les principes résineux encore dissous dans l'alcool; je lave d'abord la morphine avec un peu d'alcool à 50 degrés, puis avec de l'alcool à 40 degrés, enfin avec de l'éther, toujours sur le même filtre et sans perte possible de morphine. Ce premier lavage à l'éther débarrasse les cristaux d'une matière poisseuse qui les empâte, et les rend faciles à séparer du filtre et à pulvériser. C'est alors qu'on soumet la morphine pulvérisée au véritable traitement par l'éther qui doit la priver de narcotine.

4° Il ne faut pas encore considérer comme morphine tout ce qui résiste à l'action dissolvante de l'éther. Dès la première addition que j'ai faite du traitement éthérique au procédé de M. Guillermond, j'ai reconnu que le produit insoluble dans l'éther contenait un sel dont la présence dans l'opium n'avait pas encore été signalée : c'est le *méconate de chaux.* Ce sel, qui est à l'état de méconate acide dans l'opium, se dissout dans l'alcool à 70 centièmes et se précipite à l'état neutre, avec la morphine, après l'addition de l'ammoniaque. Il faut donc, après le traitement éthérique, traiter le produit restant par de l'alcool à 90 centièmes bouillant, et ne considérer comme morphine que la partie de ce produit dissoute par l'alcool. Lorsque le produit était très-peu coloré, cette appréciation suffit, mais il arrive encore assez souvent que le soluté alcoolique est coloré, surtout lorsqu'on a traité des opiums vieillis dans les magasins; il faut alors faire cristalliser la morphine et ne compter que celle obtenue dans un état de pureté satisfaisant.

5° Entre le procédé d'extraction de la morphine qui consiste à précipiter par l'ammoniaque le soluté d'extrait aqueux d'opium et celui de M. Guillermond corrigé, il en existe un intermédiaire dans lequel on dissout l'extrait aqueux d'opium dans de l'alcool à 75 ou 80 centièmes, pour le soumettre aux opérations successives que je viens d'exposer. Ce procédé est celui qui donne le produit en morphine le plus abondant et le plus facile à purifier ; je l'adopte aujourd'hui, non comme un procédé expéditif, mais comme celui qui donne le plus exactement le rapport de la morphine à l'opium.

6° L'éther a été considéré comme un agent trop coûteux et très-imparfait pour priver la morphine de narcotine. Il est certain que l'éther pur ne dissout qu'une petite quantité de narcotine pure, mais il m'a paru que la matière poisseuse qui reste encore dans la morphine augmente beaucoup la solubilité de la narcotine. J'avoue d'ailleurs que j'emploie l'éther à peu près sans mesure, parce qu'on peut le recueillir et le rectifier presque sans perte. Un même kilogramme d'éther m'a servi pendant plusieurs années à faire le plus grand nombre des analyses dont je vais maintenant rendre compte.

PREMIÈRE SÉRIE.

Opiums envoyés par M. Della-Sudda père à l'exposition universelle de 1855.

Ces opiums étaient au nombre de cinq et portaient les indications suivantes :

1. Geive affionn, de Geive, en Asie, 36 fr. le kilogr.
2. Affion, de Geive, 32 —
3. Sparta affion, de Sparta, en Asie, 24 —
4. Affion, de Kara Hissar, 22 —
5. Affion, d'Égypte, 19 —

Les prix marqués sur les flacons ont eu pour résultat que le premier flacon a disparu entièrement avant la fin de l'exposition, et que le second ne contenait plus que deux petits pains non semblables, dont l'un (A) avait probablement appartenu au n° 1, et dont l'autre (B) aurait été laissé comme échantillon du n° 2. Ces deux pains, d'ailleurs, étaient inférieurs en qualité au n° 4 qui n'était coté qu'à 22 fr. le kil. Le n° 5 était entièrement conforme à l'opium d'Égypte que le commerce nous fournit.

Au mois de décembre 1856, M. Della-Sudda père a bien voulu m'envoyer trois nouveaux échantillons d'opium avec le commentaire suivant :

« N° 6. *Opium en boule* tiré de *Caïmas*, village situé aux
« environs de *Affion Kara-Hissar* (Anatolie). Il arrive à Con-
« stantinople par la voie de Smyrne. Il est recouvert de semences
« de *rumex* pour éviter l'adhérence des pains. On lui donne
« aussi la forme d'un cône ou d'un pain avec une impression
« de doigt au milieu.

« N° 7. *Opium en petit pain* de *Nally-han*. Il arrive à Con-
« stantinople par la voie d'*Ismith* (1). Cet opium, cultivé depuis
« peu, n'est pas falsifié sur les lieux, comme les autres.

« N° 8. *Opium de Lidja* près de *Gheivé*. Il a été recueilli sur
« les pavots et séché avec soin, sans avoir passé par les mains
« des manipulateurs. Il est exempt de tout mélange. Il est rare
« d'avoir de tels échantillons.

« Permettez-moi d'ajouter quelques autres détails. Outre les
« falsifications connues, on mélange, sur les lieux mêmes,
« huit jaunes d'œuf par *ocque* d'opium (1285 gr. G.), ce qui
« lui donne l'aspect de larmes colorées en jaune fauve. Cette
« opération n'est pas considérée comme une fraude. C'est de là
« que provient la matière grasse contenue dans l'opium. On y
« ajoute aussi de la cire jaune et de l'extrait obtenu par la dé-
« coction des plantes. Cette fraude est pratiquée à *Kara-Issar*
« avec une telle perfection qu'il est difficile de la recon-
« naître. »

ANALYSE PREMIÈRE. — *Opium de Geive, de Della-Sudda.*

Échantillon A.

Répondant à l'*opium de Constantinople en petits pains, qualité supérieure*, Guib.

L'échantillon consiste en un seul pain lenticulaire du poids
de 56 grammes. Il est épais de 2 centimètres et a la forme d'un
carré irrégulier, arrondi sur les angles et les arêtes ; il est enveloppé dans une feuille de pavots de couleur verte ; il est *blond,
mou*, et paraît très-pur à l'intérieur.

___

(1) *Ismith, Ismid* ou *Ismikmid*. On a peine a reconnaître sous ces trois
appellations l'ancienne *Nicomédie*. G.

30 grammes séchés à l'étuve se sont réduits à 25^{gr},5 ; perte en eau, 15 pour 100.

Cet opium sec a été traité trois fois par de l'eau distillée : extrait brut, 17^{gr},30, qui a laissé 0^{gr},65 de résidu insoluble par sa dissolution dans l'eau. Extrait purifié 16^{gr},65 repondant à

     55,3 d'extrait pour 100 d'opium mou,
     65.3   —   pour 100 d'opium sec.

L'extrait ramené en consistance de miel a été traité par de l'alcool à 75 centièmes, bouillant. Dissolution non complète ; résidu blanc formé par un sel calcaire assez soluble dans l'eau (méconate).

La liqueur alcoolique a été additionnée d'ammoniaque en excès. Après quelques jours de repos on a jeté le tout sur un filtre; le filtre ayant été lavé avec de l'alcool à 40 centièmes et séché, la morphine pesait 5^{gr},49. Pulvérisée et traitée par l'éther, elle s'est réduite à 5^{gr},095, soit

     17 pour 100 d'opium mou,
     20 pour 100 d'opium sec.

Ce produit eût été considérable s'il eût été formé de morphine pure ; mais l'ayant traité par de l'alcool à 90° bouillant, il a laissé un résidu blanc de méconate de chaux pesant 1^{gr},07, soit 21 pour 100 de son propre poids. Ce méconate réduit la morphine réelle à 4^{gr},025, soit

     13,41 pour 100 d'opium mou,
     15,75 pour 100 d'opium sec.

L'extrait aqueux de cet opium contient 24,17 de morphine pour 100.

II. — *Opium de Geive de Della-Sudda.*

Échantillon B.

Opium de Constantinople ordinaire en petits pains, Guib.

L'échantillon consiste en un seul pain orbiculaire, un peu aplati ; il est plus arrondi et plus épais que le précédent ; il est recouvert d'une feuille de pavot jaunâtre et en partie usée par le frottement, ce qui lui donne un aspect *vieux*. *Il ne paraît pas plus mou que le précédent*, et cependant il contient plus d'eau (24,30 pour 100). 50 grammes se sont réduits à 37$^{gr.}$,85 par la dessiccation à 100° (1).

Cet opium, desséché et pluvérisé, a été traité, en trois fois, par 320 grammes d'alcool à 80 centièmes. Les liqueurs réunies ont été additionnées d'ammoniaque en excès; plusieurs jours après on a recueilli 7$^{gr.}$,65 d'une morphine brune et pâteuse qui pulvérisée et traitée par l'éther, s'est réduite à 5$^{gr.}$,54 en perdant 25,58 pour 100 de son poids. Cette morphine, dissoute ensuite par l'alcool bouillant, a laissé seulement 0$^{gr.}$,09 de méconate de chaux. La morphine obtenue (5$^{gr.}$,45) revient à

10,90 pour 100 d'opium mou,
14,40 pour 100 d'opium sec.

Nota. Il y a eu un peu de perte au deuxième traitement alcoolique.

III. — *Opium de Sparta (Della-Sudda)*.

Opium de Smyrne, Guib.

60 grammes de cet opium, séchés à 100 degrés, se sont réduits à 51 grammes. Perte en eau, 15 pour 100.

L'opium desséché a été traité trois fois par l'eau distillée et réduit à l'état d'extrait dur et solide, pesant 34$^{gr.}$,50

Cet extrait, redissous dans l'eau froide, a laissé 2$^{gr.}$,41 de matière insoluble, et s'est réduit à 32$^{gr.}$,09, soit

53,48 pour 100 d'opium mou,
62,92 pour 100 d'opium sec.

---

(1) Les débris étrangers au suc de pavot en augmentent beaucoup la consistance. L'opium de Geive A, qui était *mou* avec 15 centièmes d'eau, ne paraissait contenir aucun débris du végétal. L'opium de Gieve B n'est pas plus mou avec 24 centièmes d'eau : il contient une assez grande quantité de raclures de pavot. L'opium de Kara-Hissar (n° 4), renfermant également beaucoup de raclures, était beaucoup plus consistant que le n° 1, quoiqu'il contînt 17 centièmes d'eau. Le mucilage, développé par la raclure de la tête de pavot, explique facilement ce résultat.

La liqueur extractive a été évaporée en consistance de sirop épais, étendue d'alcool rectifié chaud et additionnée d'ammoniaque. Après quatre jours la morphine a été recueillie sur un filtre, lavée avec de l'alcool à 40 centièmes et séchée; elle pesait 8^{gr},38, était bien cristallisée, d'une teinte jaunâtre, et paraissait presque pure. Épuisée par l'éther, elle a perdu seulement 6,74 pour 100 de son poids; traitée par l'alcool bouillant, elle a laissé 0^{gr},55 de méconate de chaux blanc. La morphine dissoute se trouvait réduite à 7^{gr},29, soit

12 pour 100 d'opium mou,
14,30 p. 100 d'opium sec.

L'extrait aqueux contient 23,34 de morphine, pour 100.

IV. — *Opium de Kara-Hissar* (*Della-Sudda.*)

Opium de Constantinople en boule ou en gros pains, Guib.
60 grammes de cet opium, séchés à 100 degrés, se sont réduits à 49^{gr},9 (eau, 16,83 pour 100.)

L'opium pulvérisé a été traité par 1000 grammes d'eau distillée, employée en trois fois. Le marc desséché, pesant 16^{gr},87, était formé de parties grossières peu adhérentes entre elles. L'extrait sec pesait 33^{gr},03; redissous dans l'eau, il a laissé 0^{gr},90 de résidu insoluble et s'est trouvé réduit à 32^{gr},13, ce qui répond à

53,55 d'extrait pour 100 d'opium mou,
64,39 — pour 100 d'opium sec.

Cet extrait a été évaporé de nouveau à siccité, redissous à chaud dans 180 grammes d'alcool à 75 centièmes et additionné d'ammoniaque en excès. La morphine, recueillie après plusieurs jours et bien lavée avec de l'alcool à 40 centièmes, pesait sèche 10^{gr},76. Elle était presque blanche; pulvérisée et épuisée par l'éther, elle s'est réduite à 10^{gr},33. Enfin, traitée par l'alcool à 90 degrés bouillant, cette morphine a laissé un résidu *blanc*, insoluble, et s'est trouvée réduite à 8^{gr},47, soit

14 pour 100 d'opium mou.
17 pour 100 d'opium sec.

L'extrait aqueux contient 26.34 de morphine, pour 100.

Examen de la matière blanche insoluble dans l'alcool (1). — Cette matière ne se colore pas par l'acide nitrique concentré et s'y dissout même difficilement. Elle est plus facilement soluble dans l'acide étendu. Le soluté ne précipite pas par le nitrate de baryte ; ainsi la matière ne contient pas de sulfate.

La matière blanche, chauffée dans une capsule au-dessous de la chaleur rouge, fuse et scintille comme un mélange de nitre et de charbon. Elle laisse une cendre grise qui forme avec l'eau un soluté faiblement alcalin. Le résidu insoluble est composé de carbonate de chaux et de charbon.

La matière blanche, traitée par l'eau, y reste très-longtemps suspendue. Le soluté éclairci par le repos est jaunâtre et se colore en rouge foncé par le chlorure ferrique. Ce soluté, évaporé à siccité, laisse un produit qui brûle à la chaleur, à la manière de l'amadou, et qui laisse une cendre manifestement alcaline ; le résidu insoluble dans l'eau est calcaire. Le sel que l'eau avait dissous était donc un mélange de *méconate de potasse et de chaux*. La partie non dissoute était du *méconate de chaux* très-blanc, qui en se séchant durcit à la manière d'une argile. Il scintille à la chaleur et se dissout dans de l'eau acidulée par l'acide acétique en donnant les réactions connues de l'acide méconique et de la chaux.

VI (1). — *Opium en boule de Caïmas* (*Della-Sudda*).

Opium en boule de Constantinople, Guib.

Le pain entier pesait 257 grammes ; quatre mois après, il ne pesait plus que 238 grammes.

---

(1) C'est en recherchant la nature de ce précipité que j'en ai reconnu la première fois la composition. Cette composition est sujette à varier, comme on le verra dans d'autres analyses. (Voir les analyses XV, XVII, XXIV.)

(2) L'analyse du n° 5, de M. Della-Sudda, *opium d'Égypte*, se trouvera plus loin.

50 grammes de cet opium durci ont été séchés à 100°; ils se sont réduits à 43ᵍʳ·,57. La totalité du pain eût donné 207ᵍʳ·,39.

100 grammes d'opium mou primitif eussent donné 80,69 d'opium sec (eau, 19,31).

100 grammes d'opium durci à l'air donnent 87,14 d'opium sec (eau, 12,86).

La moitié de l'opium sec, pesant 21,785, a été traitée trois fois par 100 grammes d'alcool à 85 centièmes. Le résidu, formé en grande partie de pellicules végétales, pèse 8 grammes.

Les liqueurs réunies ont été réduites à 90 grammes environ et précipitées par l'ammoniaque. Après trois jours, la morphine, recueillie et lavée avec de l'alcool à 50 centièmes, pèse 4,70. Elle est imprégnée d'huile; lavée avec de l'éther sur le filtre même, elle s'est réduite à 4 grammes; pulvérisée et épuisée par l'éther, elle éprouve une nouvelle réduction à 3ᵍʳ·,35. Cette morphine provenant du traitement direct de l'opium par de l'alcool à 85 centièmes, n'est pas mélangée de méconate de chaux et se dissout sans résidu dans l'alcool bouillant. Elle représente

13,14 pour 100 d'opium dur,
15,38 pour 100 d'opium séché à 100 degrés.

Nota. 21ᵍʳ·,785 d'opium sec de Caïmas contenaient 8 grammes de pellicules de pavot ou 36,72 pour 100, plus une huile grasse étrangère également au vrai suc des incisions, mais dont la quantité est restée indéterminée. Si l'on se borne à retrancher des 21,785 d'opium les 8 gram. de pellicules, on trouve que 13ᵍʳ·,785 d'opium *vrai* et sec, contiendraient au moins 3ᵍʳ·,35 de morphine ou 24,30 pour 100.

VII. — *Opium de Nally-han (Della-Sudda).*

Cet opium constitue un petit pain pesant primitivement 118 gram.; conservé à l'air pendant plusieurs mois, il ne pesait plus que 114 gram; desséché à 100°, il s'est réduit à 99ᵍʳ·,72. D'après cela,

100 part. d'opium primitif = 84,511 d'opium sec (eau, 15,489).
100   —   —   durci à l'air = 87,476 d'opium sec (eau, 12,524).
et 100 —   —   sec = { 114,316 d'opium durci à l'air.
                            { 118,318   —   mou.

23$^{gr.}$,40 d'opium *sec* ont été traités trois fois par 120 gram. d'alcool à 80 centièmes. Le résidu desséché pèse 7,70, ou presque le tiers de l'opium. Il est en très-grande partie formé de pellicules de têtes de pavots.

Les liqueurs alcooliques mélangées ont été évaporées, réduites à 100 gram. environ et précipitées par l'ammoniaque en excès. Après quatre jours, la morphine en gros cristaux empâtés dans une matière grasse brune, a été reçue sur un filtre. Elle a été lavée d'abord avec de l'alcool à 50 centièmes, puis avec de l'eau, enfin avec de l'éther qui l'a débarrassée de toute la matière grasse. Elle pesait sèche 3$^{gr.}$,90; elle a été pulvérisée et traitée par l'éther jusqu'à épuisement; elle était blanche et entièrement soluble dans l'alcool, elle pesait 2$^{gr.}$,98 qui représentent :

12,73 pour 100 d'opium sec.
11,14   —   d'opium dur.
10,75   —   de l'opium primitif.

VIII. — *Opium de Lidja* (*Della-Sudda*).

Cet opium a la forme d'un pain très-irrégulier, allongé, aplati; il a dû être très-mou; quand je l'ai reçu le 2 octobre 1856, il était assez consistant, presque noir et pesait 57 grammes. Conservé jusqu'au 17 mai, à l'air, il s'est réduit à 53 grammes; séché à 100 degrés, il n'en pesait plus que 49,4. D'après cela, l'opium du 2 octobre contenait, sur 100 parties :

Opium sec, 86,67
Eau,   13,33

et l'opium durci à l'air, renfermait

Opium sec, 92,27
Eau,   7,73

27$^{gr.}$,70 de cet opium sec (provenant de 30 gram. d'opium dur ou de 32,06 d'opium mou) ont été traités trois fois par 120 grammes d'alcool à 85 centièmes : le résidu insoluble pesait sec 8 grammes (28,88 pour 100) ; il était en partie formé de pellicules de pavots. Les liqueurs alcooliques réduites au tiers ont été précipitées par l'ammoniaque. La morphine cristallisée et pâteuse a été lavée par l'éther ; elle pesait 5$^{gr.}$,68 ; pulvérisée et traitée de nouveau par l'éther, elle s'est réduite à 4,59 ; elle avait conservé une couleur chamois. Redissoute dans l'alcool bouillant, elle a fourni :

Une première cristallisation de morphine pure. . 3$^{gr.}$,36
Une deuxième cristallisation de morphine colorée. . o . 5o

3$^{gr.}$,86

L'eau mère n'a plus fourni que des matières brunes, résinoïdes, insolubles dans l'eau, et une dernière liqueur peu colorée qui devenait rouge par le chlorure ferrique.

La morphine obtenue répond à

13,93 pour 100 d'opium sec,
12,87 — d'opium dur,
12,03 — d'opium mou.

Tableau des quantités de morphine fournis par 100 parties de chacun des opiums de M. Della-Sudda.

Opiums.	Mous.	Durs.	Secs.
1. De Gieve (A),	13,41	14,57	15,75
2. De Gieve (B),	10,90	13,32	14,40
3. De Sparta,	12	13,23	14,30
4. De Kara-Hissar,	14	15,72	17
6. De Caïmas,	13,40	14,23	15,38
7. De Nally-han,	10,75	11,14	12,73
8. De Ludja,	12,03	12,87	13,93
	86,49	95,08	103,49
Moyennes.	12,35	13,58	14,78

DEUXIÈME SÉRIE.

Opiums d'Anatolie pris dans le commerce, à Paris.

IX. — *Opium de Smyrne* (analyse ancienne), Guib., *Histoire des Drogues simples*, vol. III, p. 652.

Opium de Sparta, Della-Sudda.

50 grammes de cet opium, durci à l'air, ont été traités à froid et en plusieurs fois, par 460 grammes d'eau distillée. Le résidu glutineux, desséché, pèse 17,19. L'extrait sec pesait 29,7; redissous dans l'eau froide, il a laissé 1 gramme de parties insolubles. 100 parties de cet opium auraient donné :

Extrait purifié,	57,4
Parties insolubles,	37,8
Eau, par différence,	4,8

L'extrait redissous à froid a été précipité par l'ammoniaque en léger excès. Le précipité lavé à l'eau et séché pesait 12^{gr},93; traité à froid par de l'alcool à 40 cent., il s'est réduit à 9,53; traité alors par de l'alcool à 90 centièmes, il s'est dissous presque complétement au deuxième traitement. La liqueur alcoolique a laissé cristalliser d'abord 5^{gr},63 de morphine pure, puis 3^{gr},08 de morphine colorée, cependant bien cristallisée et encore sensiblement pure : total 8^{gr},71 ou 17,42 pour 100 d'opium dur. L'eau mère a été négligée.

X. — *Même opium* (analyse nouvelle).

Cet opium, conservé dans mon droguier depuis près de vingt ans, de blond qu'il était d'abord, est devenu intérieurement d'un rouge brun presque noir. Il est dur, pulvérisable immédiatement, et contient cependant aujourd'hui 7,84 d'eau pour 100 (1).

---

(1) Cet opium, placé anciennement dans un lieu sec, est conservé depuis longtemps dans mon droguier, dans une pièce non habitée et non chauffée.

30 grammes de cet opium ont été traités deux fois par
300 grammes d'eau distillée. L'extrait pesant 18 grammes,
s'est réduit à 16$^{gr.}$,51 par la purification à l'eau froide. La
partie insoluble dans l'eau pesait en tout 11$^{gr.}$,14; cela fait
pour 100 parties:

> Extrait sec, 55,03
> Résidu insoluble, 37,13
> Eau, par différence, 7,84

L'extrait a été dissous, à chaud, dans 150 grammes d'alcool
à 70 centièmes. On a précipité par l'ammoniaque en léger excès
et l'on a recueilli la morphine après quarante-huit heures d'exposition à l'air. Le précipité lavé à l'alcool faible pesait 5$^{gr.}$,8,
le traitement par l'éther l'a réduit à 4$^{gr.}$,40; traité alors par
l'alcool bouillant, il a laissé 0$^{gr.}$,20 de résidu insoluble brunâtre.
Le poids de la matière dissoute était de 4$^{gr.}$,20, répondant à

> 14 pour 100 d'opium dur.
> 15,26 — — sec.

En faisant ce nouvel essai du même opium, mon but était
de vérifier le dosage précédent : non-seulement j'ai obtenu un
produit moindre, mais ce produit était assez fortement coloré;
la liqueur alcoolique l'était également et la matière dissoute
par l'alcool ne peut pas être prise, ici, pour de la morphine
pure. Ce résultat tient à ce que l'*opium s'altère en vieillissant*.
La matière extractive, d'autres principes sans doute, la morphine peut-être, se convertissent en un *corps brun* (apothème?)
peu soluble dans l'eau, soluble à chaud dans l'alcool comme
la morphine, se précipitant avec elle par le refroidissement et
ne pouvant en être séparé qu'en combinant l'alcaloïde avec
un acide, décolorant le sel par du charbon animal, etc. Mais
en opérant ainsi, sur une petite quantité de produit, on en
perd une notable quantité et l'on ne peut pas davantage donner
la quantité de morphine obtenue pure, pour celle qui existe
dans l'opium. Les opiums très-vieillis peuvent difficilement être
dosés (1).

---

(1) En voici un autre exemple fourni par un opium *très-ancien*, pro-

XI. — *Opium de Smyrne de l'École de pharmacie.*

Cet opium est moins ancien que le précédent; il est d'un rouge brun, très-dur et pulvérisable immédiatement. Il perd 6 pour 100 d'eau à la température de 100 degrés.

30 grammes de cet opium pulvérisé, mais non desséché, ont été traités deux fois par 120 grammes d'alcool à 70 centièmes, et une dernière fois par 60 grammes du même dissolvant. Les liqueurs filtrées ont été additionnées d'ammoniaque; trois jours après on a filtré et lavé la morphine avec de l'alcool faible : elle pesait sèche 4gr.,23; pulvérisée et traitée par l'éther, elle s'est réduite à 3,53; traitée par l'alcool bouillant, elle a laissé 0,18 d'un résidu insoluble, rougeâtre, formé principalement de méconate de chaux.

La morphine dissoute pesait 3,53, elle était peu colorée; elle répond à

$$11,11 \quad \text{pour 100 d'opium dur.}$$
$$11,84 \quad \text{—} \qquad \text{—} \qquad \text{sec.}$$

---

venant d'un envoi d'anciennes matières commerciales fait par la Société d'encouragement à l'École de pharmacie.

Cet opium, en raison de ses caractères variés, paraissait venir de plusieurs sources; il était en outre mélangé de *myrrhe* en gros marrons, qui, par son aspect extérieur et par la poussière dont le tout était recouvert, avait pu être confondue avec lui.

J'ai pris partie égale d'un morceau qui devait être de l'*opium de Smyrne* et d'un autre qui pouvait être de l'*opium en boule*; je les ai pulvérisés, et j'en ai pris 31gr.,7, que j'ai traités deux fois par 320 gram. d'eau. L'extrait a été redissous dans l'eau et précipité par l'ammoniaque; le précipité a été recueilli sur un filtre et lavé avec de l'alcool à 40 centièmes; il pesait sec 4gr.,25; il était volumineux, pulvérulent et *brun*. L'éther l'a très-peu décoloré et l'a réduit cependant à 3gr.,559; traité par l'alcool bouillant, il a laissé 0gr.,637 de résidu *brun* insoluble; la partie dissoute pesait 2gr. 922; mais la liqueur était très-brune, et n'a fourni, par une première cristallisation, que 1gr.,495 de morphine à peu près pure. Une seconde cristallisation, obtenue par évaporation spontanée, en a encore fourni 0gr.,802, mais très-impure. Cet opium contenait au plus 7 pour 100 de morphine très-difficile à purifier.

XII. — *Le même opium de Smyrne, de l'École.*

30 grammes de cet opium ont été traités deux fois par 250 grammes d'eau distillée. Le résidu exprimé et séché pesait 10 grammes ou 33,33 pour 100.

Les liqueurs ont été filtrées et évaporées au bain-marie ; l'extrait a été redissous à froid dans l'eau distillée et ramené à l'état d'extrait mou qui a été dissous à chaud dans 150 grammes d'alcool à 70° C. On a précipité par l'ammoniaque ; après trois jours, le précipité a été réuni sur un filtre, lavé avec de l'alcool faible et séché. Il pesait 4$^{gr.}$,46.

Ce précipité, pulvérisé et traité par l'éther, s'est réduit à 3$^{gr.}$,86. Il était *blanc ;* dissous dans l'alcool à 85 C., il a laissé 1,16 de méconate de chaux blanc. La morphine dissoute pesait 3,70, ce qui fait

$$12,33 \text{ pour } 100 \text{ d'opium dur.}$$
$$13,12 \quad — \quad — \quad \text{sec.}$$

Nota. Cet essai et le précédent, exécutés avec beaucoup de soin, ont eu pour but de comparer le procédé de M. Guillermond, amélioré et complété par le traitement éthérique, avec le procédé de l'extrait aqueux dissous dans l'alcool. Les résultats sont tout à l'avantage du dernier procédé pour la quantité et la pureté du produit.

Le traitement direct de l'opium par l'alcool, poussé jusqu'à l'épuisement du résidu, est cependant utile pour mieux faire connaître la nature du résidu insoluble ajouté au suc du pavot. Dans le cas présent (essai XI), ce résidu pesait 7$^{gr.}$,60 ou 25 pour 100 du poids de l'opium. Il était composé, pour la plus grande partie, des parties atténuées des capsules de pavots et, pour le reste, de très-petits fragments pierreux. Si l'on considère que ce résidu est tout à fait étranger au suc des incisions et qu'il convient de le retrancher de l'opium pour connaître le rapport réel de l'*opium pur du pavot blanc* à la morphine, on trouve que 22,50 d'opium dur, supposé pur, contiennent 3,70 de morphine, soit

15.69 de morphine pour 100 d'opium dur.
17,49   —   —   — sec.

XIII. — *Opium de Smyrne de M. Laurencel, répondant, pour la forme, à l'opium de Sparta de Della-Sudda.*

J'ai vu cet opium en 1855, chez M. Laurencel, pharmacien-droguiste à Paris. L'ayant jugé de qualité supérieure, j'en ai demandé et obtenu un échantillon. Il était très-blond et mou quand je l'ai eu; conservé pendant un an dans un lieu sec, il est devenu dur et brun.

29^{gr},05 de cet opium durci à l'air ont été séchés à 100° et se sont réduits à 26,75 : perte en eau 7,92 pour 100.

Cette quantité d'opium a été traitée deux fois par 270 gram. d'eau commune. L'extrait a été redissous dans l'eau froide, rapproché de nouveau, dissous dans de l'alcool à 80 centièmes et précipité par l'ammoniaque. La morphine séchée était presque blanche et pesait 6^{gr},76. Elle n'a presque rien perdu par l'éther et pesait encore, après le traitement éthérique, 6,711. Traitée par l'alcool bouillant, elle a abandonné 0,968 d'un résidu blanc formé de *sels calcaires*. La morphine dissoute par l'alcool pesait 5,743, soit

19,77 pour 100 d'opium dur.
21,46   —   —   sec.

C'est l'opium d'Anatolie le plus riche en morphine que j'aie trouvé.

XIV. — *Opium de Smyrne mou de M. Plisson* (visite de 1856).

31 grammes de cet opium, conservés à l'air libre, se sont réduits à 29,8 ; ce même opium, séché à 100°, s'est réduit à 27^{gr},2 : il avait perdu 6 pour 100 d'eau en se séchant à l'air; 8,20 en se séchant à 100°, en tout 14,20 pour 100.

Il avait une odeur très-forte, était âcre au nez quand on le pulvérisait, et m'a causé, peu de temps après, un gonflement des lèvres.

La quantité ci-dessus a été traitée deux fois par 270 grammes d'eau *commune* (1). L'extrait desséché a été redissous dans l'eau froide, évaporé en consistance de miel et redissous dans 150 grammes d'alcool à 80° C.

La précipitation par l'ammoniaque a fourni 5 grammes d'un produit (A) qui, pulvérisé et traité par l'éther, a perdu seulement 0^{gr},07 et s'est réduit à 4^{gr},93. Cette morphine, traitée par l'alcool bouillant, a laissé 0,581 d'un résidu insoluble qui était du *méconate de chaux* impur. Le soluté alcoolique étant à peine coloré, le produit dissous, dont le poids était de 3^{gr},349, peut être considéré comme de la morphine pure. Cette morphine répond à

10,56 pour 100 d'opium mou.
11,27 — — dur.
12,31 — — sec.

Nota. La liqueur alcoolique séparée du produit A, rendue de nouveau ammoniacale et exposée à l'air, a fourni 0^{gr},90 d'un second produit cristallisé (B) sali par une matière noire amorphe. Ce produit B, traité à chaud par de l'alcool rectifié, a fourni une matière blanche, micacée, soluble dans l'acide azotique avec une couleur orangée, ne se colorant pas en bleu par le chlorure ferrique et prenant une belle couleur groseille par l'acide sulfurique concentré contenant 1/300ᵉ d'acide azotique. Cette dernière coloration est caractéristique pour la narcotine.

J'ai plusieurs fois retiré, de la même manière, la *narcotine* contenue dans l'eau mère alcoolique ammoniacale de la morphine.

---

(1) Quand on ne tient pas à déterminer rigoureusement la quantité d'extrait fournie par un opium et celle des sels calcaires qu'il contient naturellement, l'emploi d'une eau calcaire comme celle d'Arcueil a pour effet de diminuer l'acidité du soluté d'opium, et de retenir dans le résidu une plus grande quantité de la narcotine et des principes oléorésineux.

XV. — *Opium de Smyrne de M. Ch. Garnier, droguiste.*

Cet opium nouvellement arrivé (en 1858) et renfermé dans une caisse en fer-blanc, était très-mou, mais présentait d'ailleurs les caractères d'un bon opium.

7 grammes, séchés à 100°, se sont réduits à 5gr.,80, soit 82,86 pour 100 : perte en eau 17,14.

J'ai voulu traiter 30 grammes du même opium *mou* par 120 grammes d'alcool à 70ᵉ ; mais le mélange est devenu tellement épais et visqueux que je n'ai pu en séparer aucune partie par décantation et que, ayant tenté de l'exprimer dans un linge, celui-ci s'est déchiré et a causé une perte de substance telle que j'ai dû renoncer à poursuivre l'opération.

Me trouvant réduit aux 7 grammes d'opium qui avaient été séchés à 100° et dont le poids n'était plus que de 5gr.,80, j'ai traité cette petite quantité par 30 grammes d'alcool à 70ᶜ. Fait remarquable, la liqueur a pu être facilement décantée et remplacée par 30 autres grammes d'alcool. Les deux liqueurs réunies ont été précipitées par l'ammoniaque : après trois jours, la morphine a été recueillie sur un filtre ; lavée avec de l'alcool faible et séchée, elle pesait 0gr.,99.

Cette morphine, pulvérisée et traitée par l'éther, s'est réduite à 0,80. Traitée par l'alcool rectifié bouillant, elle a laissé 0,05 d'un résidu blanc, sablonneux, presque uniquement composé de *sulfate de chaux.* Le poids de la morphine était de 0gr.,75, répondant à

$$10,71 \text{ pour 100 d'opium mou.}$$
$$13,03 \quad — \quad — \quad \text{sec.}$$

XVI. — *Autre opium de M. Ch. Garnier, en 1860.*

Cet opium représente *l'opium de Geive* (B) de M. Della-Sudda, n° II de son envoi et des présentes analyses. Il forme un petit pain orbiculaire assez ferme, du poids de 81 grammes. 7 grammes séchés à 100° se sont réduits à 5gr.,95 ou 83,23 pour 100. Perte en eau 16,17 pour 100.

25 grammes de cet opium, représentant 20gr.,81 d'opium sec, ont été traités par 100 grammes d'alcool à 70°; le liquide décanté avec soin a été remplacé par 100 grammes de nouvel alcool; ce n'est qu'après un troisième traitement semblable que le liquide et le marc ont été jetés sur un linge et exprimés. La troisième liqueur filtrée précipitait encore un peu par l'ammoniaque; elle a servi à laver le précipité formé par les deux premières. Ce précipité, lavé par de l'alcool à 45° et séché, pesait 3gr.,10; traité par l'éther, il s'est réduit à 2,77. L'éther ne s'était pas coloré, la morphine était d'un gris jaunâtre; elle avait cependant perdu 10,66 pour 100 de son poids. Traitée par l'alcool bouillant, elle a laissé sur le filtre un enduit noirâtre impondérable. Elle représentait :

11,08 pour 100 d'opium dur.
13,31 — — sec.

Nota. Le marc de l'opium épuisé par l'alcool pesait 8gr.,7; il était un peu gras et onctueux et paraissait d'ailleurs formé de pellicules de capsules de pavots.

XVII. — *Le même opium de M. Garnier.*

25 grammes de cet opium ont été traités trois fois par 200 grammes d'eau distillée. Chaque liqueur a été évaporée séparément afin de ne pas soumettre le produit de chacune à l'évaporation des suivantes. L'extrait réuni et desséché pesait seulement 10gr.,15, soit 40,60 pour 100 de l'opium brut. Cet opium produit donc beaucoup moins d'extrait que l'opium de Smyrne ordinaire.

L'extrait redissous dans l'eau a laissé un nouveau résidu assez considérable; rapproché de nouveau, il a été redissous à chaud dans 100 grammes d'alcool à 70 centièmes et précipité par l'ammoniaque. On a filtré après trois jours : la morphine cristallisée, lavée à l'alcool faible et séchée, était grisâtre et pesait 3,63. Le traitement par l'éther l'a réduite à 3,59, dont il faut retrancher 0gr.,77 d'un résidu (x) insoluble dans l'alcool bouillant. Il reste pour la morphine 2gr.,82 répondant à :

11,28 pour 100 d'opium mou,
13,55 — — sec.

Notes. 1. Les deux essais **XVI** et **XVII**, exécutés avec beaucoup de soin, montrent encore que le traitement par l'eau, suivi de la solution de l'extrait aqueux dans l'alcool, donne un produit un peu supérieur au traitement direct de l'opium par l'alcool; il a de plus l'avantage de faire connaître la quantité d'extrait aqueux et le rapport de la morphine à l'extrait qui est ici de 28 à 100.

2. Le résidu du traitement par l'eau pesait 10^{gr},66. Il a été traité à chaud par de l'alcool à 90 centièmes qui en a dissous tous les principes oléo-résineux. Le résidu n'était plus formé que de pellicules de pavots, qui, desséchées, pesaient 7^{gr},2 (28 pour 100 de l'opium mou). Si l'on retranche des 25 grammes d'opium mou les 7^{gr},2 de pellicules, il reste 17^{gr},8 de suc d'opium pur, contenant 2,82 de morphine ou 15,84 pour 100 ; et si des 17^{gr},8 d'opium durci à l'air on retranche encore les 4^{gr},20 d'eau qu'ils contiennent, il ne reste plus que 13^{gr},6 de suc de pavot desséché contenant 2,82 de morphine ou 20,73 pour 100. Ce résultat obtenu avec un opium récent qui ne contenait, en fait de corps étrangers, que les pellicules arrachées aux capsules des pavots, explique comment j'ai pu retirer d'un opium du commerce jusqu'à 21,48 de morphine et pourquoi l'opium de pavot œillette, obtenu par un procédé qui laisse la capsule intacte, contient cette proportion de morphine.

3. La matière grise insoluble (x) que l'alcool bouillant avait séparée de la morphine, ayant été traitée par l'eau bouillante, s'y est dissoute en grande partie; le résidu insoluble et presque blanc était du *méconate de chaux.*

La liqueur filtrée était un peu brune et noirâtre ; elle s'est troublée par le refroidissement, a mis plusieurs jours à s'éclaircir, et avait alors formé un précipité très-blanc de *méconate de chaux.*

La liqueur, devenue transparente par le repos, ne contenait plus ni chaux ni magnésie, mais seulement de la potasse. Elle devenait d'un rouge foncé avec le chlorure ferrique et formait avec le nitrate barytique un précipité très-abondant de sulfate de baryte. Le précipité (*x*) était donc composé de *méconate de chaux*, de *sulfate* et de *méconate de potasse*.

XVIII. — *Opium de M. Trouillet, pharmacien-droguiste*.
(visites de 1856.)

Fragment d'un pain rond, à cassure terne et d'apparence terreuse ; couleur brunâtre peu foncée, odeur peu prononcée. Cet opium paraissant être de qualité inférieure, un morceau en fut détaché pour que l'essai en fût fait.

Le morceau pesait 23^{gr}·30 ; pulvérisé et séché à la température de 100°, il se réduisit à 20^{gr},97 en perdant 9 pour 100 d'eau.

Cet opium sec a été traité par 325 grammes d'alcool à 85° employés en cinq fois. Les deux premières liqueurs réunies ont laissé cristalliser de la narcotine ; toutes les liqueurs réunies ont été réduites au poids de 100 grammes et précipitées par l'ammoniaque. Après cinq jours de repos, le produit recueilli, lavé et séché, pesait 4^{gr},13 ; il consistait en aiguilles très-brillantes, empâtées par une matière brune qui graissait par places le papier. Néanmoins la poudre en était presque blanche.

Ce produit, traité par l'éther, s'est réduit à 3^{gr},091 en perdant 25,424 pour 100 de son poids. La morphine était très-blanche et se dissolvait complétement dans l'alcool ; elle répond à

13,26 pour 100 d'opium dur,
14,73   —   —   sec.

XIX. — *Opium mixte* (Dubail).

Cet essai a été fait par un mélange à partie égale d'opium de Smyrne et d'opium de Constantinople en pains lenticulaires (*opium de Sparta* et *opium de Geive* A, n°s 3 et 1 des opiums de Della-Sudda.)

50 grammes de cet opium mixte ont été traités en trois fois par 400 grammes d'alcool à 80 centièmes. Les liqueurs concentrées à moitié et précipitées par l'ammoniaque, ont fourni 8^{gr},56 de morphine cristallisée, mais brune et pâteuse, malgré

son lavage avec de l'alcool à 40 centièmes. Cette morphine, traitée par l'éther, s'est réduite à 7gr.,232, en perdant 15,71 pour 100 de son poids. Elle n'a pas été traitée par l'alcool; mais il résulte d'essais précédents faits avec l'alcool à 80 centièmes, qu'elle y aurait été entièrement soluble; elle représente 14,464 pour 100 de l'opium employé.

XX. — *Opium de Smyrne récent et très-mou de M. Faure, droguiste.*

5gr.,2 de cet opium, séchés à 100 degrés se sont réduits à 4gr.,27 (opium sec, 82,12 pour 100 ; eau, 17,88)

35gr.,2 de cet opium mou ont été traités deux fois par 150 grammes d'alcool à 70 centièmes ; la deuxième liqueur est encore très-brune.

Les deux liqueurs réunies, filtrées et réduites à 250 grammes par l'évaporation, ont été précipitées par l'ammoniaque. La morphine cristallisée était à peine colorée ; mais elle est recouverte d'une couche *noirâtre*. Cette morphine pulvérisée a été traitée par l'éther qui l'a séparée en deux parties : la plus considérable, la morphine, se précipite promptement ; l'autre, plus légère et d'une couleur noirâtre et violacée, reste suspendue dans l'éther ; l'éther reposé n'est pas sensiblement coloré. Au bout d'un mois, on a filtré et lavé la morphine avec de nouvel éther ; elle pesait sèche 3gr.,43 : traitée par l'alcool bouillant, elle a laissé 0gr.,05 d'une poudre *noire* insoluble. La morphine dissoute pesait 3gr.,38 répondant à

$$9,60 \text{ pour } 100 \text{ d'opium mou},$$
$$11,70 \quad — \quad — \quad \text{sec.}$$

XXI. — *Opium de Smyrne de M. Dorvault* (analyse déjà ancienne).

Opium blond à l'intérieur et très-mou. 44 grammes séchés à 100 degrés se sont réduits à 38,975 ou à 88,57 pour 100. Perte en eau, 11,43 pour 100.

Cet opium, comme celui du n° 14, a exhalé pendant la pulvérisation une odeur fortement vireuse et très-âcre. Il a été traité trois fois et à froid par de l'eau distillée. Extrait sec, 26,75 abandonnant par l'eau froide 1$^{gr.}$,5 de matière insoluble.

Extrait purifié, 25,25 répondant à

$$57,39 \text{ pour 100 d'opium mou,}$$
$$64,78 \quad — \quad — \quad \text{sec.}$$

Le soluté aqueux de l'extrait a été précipité par l'ammoniaque en léger excès. Le précipité a été lavé à l'eau d'abord, puis par de l'alcool à 40 centièmes et enfin traité par de l'alcool rectifié bouillant.

gr.

Une première cristallisation produit en morphine un peu grisâtre. 3,68
Une deuxième cristallisation a fourni une morphine moins pure . 0,55

$$\overline{4,23}$$

Ce produit répond à

$$9,61 \text{ pour 100 d'opium mou,}$$
$$11,70 \quad — \quad — \quad \text{sec.}$$

L'extrait aqueux contient 16,78 de morphine.

XXII. — *Opium rapporté de Smyrne par M. Balanza.*

Cet opium formait un pain rectangulaire arrondi sur les angles et les arêtes, et du poids de 500 grammes environ. Il était enveloppé d'une feuille de pavot, dur vers l'extérieur, mais d'une grande mollesse et poisseux à l'intérieur. Il paraît formé de parties agglutinées dont la couleur varie du blond au brun.

Une tranche de cet opium comprenant la partie dure externe et la masse molle interne a été coupée ; elle pesait 44 grammes, elle devenait coulante et demi-liquide par l'application d'une légère chaleur.

Divisée et séchée à 100 degrés, elle s'est réduite à 38$^{gr.}$,20 ; perte en eau, 13,182 pour 100.

Cet opium desséché a été traité quatre fois par l'alcool à 85 centièmes. Les liqueurs réduites à moitié ont laissé précipiter une matière brune, onctueuse, qui en a été séparée. L'ammoniaque y a formé ensuite un précipité très-brun et peu abondant qui, lavé d'abord avec de l'alcool à 50 centièmes, puis avec de l'éther, pesait sec 2^{gr},68. Ce produit était très-coloré; traité par l'alcool bouillant, il a fourni 2^{gr},10 de morphine bien cristallisée mais toujours très-brune. Cette morphine impure répond seulement à

4,77 pour 100 d'opium mou,
5,49 — — sec.

Cet opium, malgré sa falsification évidente par une matière grasse, paraissant devoir contenir une plus grande quantité de principe actif, je l'ai soumis, plus tard, au traitement par l'eau.

J'en ai pris 25 grammes qui, modérément chauffés, se sont toujours ramollis à la consistance du miel. Séchés peu à peu jusqu'à une chaleur de 100°, ils se sont réduits à 21^{gr},95 : perte en eau, 12,20 pour 100.

Cet opium a été traité deux fois par 150 grammes d'eau distillée; le résidu insoluble desséché pesait 4,95; il était onctueux et graissait le papier.

L'extrait sec pesait 17 grammes; redissous dans l'eau froide, il a laissé 0^{gr},87 d'un nouveau résidu insoluble. L'extrait purifié pesait 16^{gr},13, ce qui fait 64,52 pour 100 d'extrait mou ou 73,48 pour 100 d'opium sec.

L'extrait a été redissous dans 150 grammes d'alcool à 70 centièmes et précipité par l'ammoniaque; le produit obtenu pesant 4^{gr},11, s'est réduit à 3.59 par le traitement éthérique. L'alcool bouillant en a encore séparé 0^{gr},24 d'un résidu insoluble en partie formé de méconate de chaux. La morphine réduite à 3^{gr},35 répond à

13,40 pour 100 d'opium mou,
15,26 — — sec.

L'extrait aqueux contient 20,76 de morphine.

*Tableau des quantités de morphine fournies par 100 parties
des opiums d'Anatolie, pris dans le commerce.*

9. De mon droguier,	(1) 15,55	17,42	18,29
10. *Id.*,	(1) 12,97	14,00	15,26
12. Du droguier de l'École,	(1) 11,15	12,33	13,12
13 De M. Laurencel,	(1) 18,24	19,77	21,46
14. De M. Plisson,	10,56	11,27	12,31
15. De M. Ch. Garnier,	10,71	(2) 12,05	13,03
17. *Id*,	11,28	(2) 12,53	13,55
18. De M. Trouillet.	(1) 12,52	13,26	14,73
19. De M. Dubail,	13,29	14,46	15,63
20. De M. Faure,	9,60	10,82	11,70
21 De M. Dorvault,	9,61	(2) 10,82	11,70
22. De M. Balanza,	13,40	(2) 14,12	15,26
	148,88	162,85	176,04
Moyenne	12,40	13,57	14,66
Moyennes des opiums Della Sudda.	12,35	13,58	14,78
	24,75	27,15	29,44
Moyenne générale.	12,37	13,57	14,72

(1) Quantité calculée pour 15 pour 100 d'eau.
(2) Quantité calculée pour 7,5 pour 100 d'eau.

TROISIÈME SÉRIE.

Opiums d'Égypte.

XXIII. — *Opium d'Égypte de la collection Della Sudda.*

Cet opium présente tous les caractères connus de ce produit;
mais il a une cassure inégale qui indique un mélange de quelque autre substance.

60 grammes ont été séchés à 100 degrés; la perte en eau a
été de 7^{gr},4 (12,32 pour 100). L'opium sec pesait 52^{gr},6.

Cet opium pulvérisé a été traité en trois fois par 1,200 gram.
d'eau. Les liqueurs avaient une couleur rouge manifeste,
tandis que les solutés d'opium d'Anatolie tirent toujours sur
le jaune. Extrait brut 31 grammes; extrait purifié 29,1 ou
48,5 pour 100 d'opium mou; 55,32 pour 100 d'opium sec.

Cet extrait a été dissous à chaud dans 250 grammes d'alcool à 75 centièmes. Il s'y formait un *dépôt blanc* qui n'a pas été séparé. J'y ai ajouté de l'ammoniaque en excès ; après six jours d'évaporation partielle à l'air, le précipité a été recueilli et lavé avec l'alcool à 40 centièmes ; il pesait sec 6^{gr}·,53 qui se sont réduits à 5^{gr}·,82 par le traitement éthérique, soit 9,70 pour 100 d'opium dur, 11,07 pour 100 d'opium sec.

Mais ce produit était encore singulièrement impur. Traité par l'alcool bouillant, il a laissé 2^{gr}·,65 (40 pour 100 de son poids) d'un résidu blanc, insoluble, qui était formé principalement de *méconate de chaux*. La morphine dissoute se trouvait réduite à 3^{gr}·,47, repondant à

> 5,78 pour 100 d'opium dur.
> 6,60 —   —   sec.

La quantité de méconate de chaux représente :

> 3,91 pour 100 d'opium dur,
> 4,47 —   —   sec.

L'extrait purifié contient seulement 7,15 de morphine pour 100.

XXIV. — *Opium d'Égypte de l'École de pharmacie.*

Cet opium est de deux sortes mélangées ensemble. L'un est plus rougeâtre et présente une cassure un peu squilleuse ; l'autre est d'un brun noirâtre et présente une cassure plus nette, comme conchoïdale, et ressemble davantage à un extrait gommeux. J'ai pris partie égale de chacun et je les ai pulvérisés pour en faire un tout homogène que je voulais traiter par deux procédés différents.

A) 18 grammes de cet opium mixte, séchés à 100 degrés, se sont réduits à 17^{gr}·,58 ; 100 parties contenaient donc :

> Opium sec,   97,67
> Eau,   2,33

50 grammes de cet opium pulverisé, mais non desséché, ont été traités deux fois par 500 grammes d'eau distillée : extrait brut, 29^{gr}·,5 qui se sont reduits à 28.,25 par la solution dans l'eau

froide. Cette quantité d'extrait purifié répond à 56,50 pour 100 d'opium dur et à 57,84 pour 100 d'opium sec.

Cet extrait a été évaporé de nouveau en consistance de miel, dissous dans l'alcool à 85 centièmes et additionné d'ammoniaque en excès. Quelques jours après, le précipité a été recueilli sur un filtre, lavé avec de l'alcool à 45 centièmes et seché : il pesait 4,98. Ce produit était bien cristallisé, mais empâté dans une matière brune que l'éther a dissoute immédiatement ; une partie cependant de la matière brune restait suspendue dans l'éther, sous forme de flocons qui ont été enlevés par décantation avec de nouvel éther. La morphine blanche et cristallisée pesait 2ᵍʳˑ,593. La perte avait été de 1ᵍʳˑ,357 ou de 35.,71 pour 100 du poids brut.

La morphine obtenue représente :

$$5,186 \text{ pour 100 d'opium dur,}$$
$$5,81 \quad — \quad — \quad \text{sec.}$$

L'extrait de cet opium contient 9,18 de morphine pour 100.

B) 30 grammes du même opium pulvérisé, répondant à 29,30 d'opium sec, ont été traités à chaud par 180 grammes d'alcool à 85 centièmes, puis par 180 grammes du même alcool employés en deux fois. Les liqueurs refroidies formaient comme une sorte de couenne grasse au-dessus du résidu ; filtrées, elles déposaient lentement, sur la paroi du verre, un enduit adhérent de matière cireuse.

Le résidu du traitement alcoolique pesait 9ᵍʳˑ,30 ou 31 pour 100. Les liqueurs réunies, réduites à moitié et précipitées par l'ammoniaque, ont formé un précipité qui, lavé avec de l'alcool à 45 centièmes et séché, pesait 3ᵍʳˑ,21 ou 10,7 pour 100 du poids de l'opium ; mais il était empâté dans une matière brune oléo-résineuse. Ce précipité, traité par l'éther, est resté *brun*, tout en se réduisant à 2ᵍʳˑ,435. Traité par l'alcool bouillant, il a laissé 0ᵍʳˑ,545 d'un résidu *brun* (*x*) insoluble. La matière dissoute pesait 1ᵍʳˑ,89 ; mais la liqueur était *brune* et je n'ai pu en retirer que 0ᵍʳˑ,879 de morphine cristallisée, répondant à 2ᵍʳˑ,93 pour 100 d'opium dur ou 3 pour 100 d'opium sec.

Note 1ʳᵉ. Cet essai montre de nouveau, pour la quatrième fois (voir les essais XII, XVII, XXII), que le procédé de dosage qui consiste à dissoudre dans l'alcool l'extrait aqueux d'opium, est souvent plus avantageux que le traitement direct de l'opium par l'alcool.

2. La partie de la morphine (x) insoluble dans l'alcool, traitée par l'eau aiguisée d'acide acétique, a formé un liquide peu coloré, prenant une couleur rouge de sang par le chlorure ferrique et précipitant assez fortement par l'oxalate d'ammoniaque. Une autre partie du même résidu (x) étant calcinée, a laissé un résidu blanchâtre, abondant, qui s'est dissous *en grande partie* par l'eau. Cell.-ci évaporée a laissé un produit relativement considérable, composé de sulfate de potasse et de sulfate de chaux (la liqueur précipitait immédiatement le chlorure de platine). Le produit x, insoluble dans l'alcool, était donc formé de *méconate de chaux, sulfate de potasse* et *sulfate de chaux.*

XXV. — *Autre opium d'Égypte de l'École.*

Cet opium provient d'un pain pris dans le même bocal que les deux du n° **XXIV**. 40 grammes séchés à 100 degrés se sont réduits à 37^{gr},50 (93,75 pour 100; eau 6,25).

Cette quantité d'opium a été traitée trois fois à chaud par de l'alcool à 85 centièmes; la première liqueur filtrée et refroidie se trouble fortement et forme une abondante cristallisation de *narcotine.*

Les liqueurs distillées et réduites à 150 grammes ont été précipitées par l'ammoniaque. Après plusieurs jours on a filtré et lavé la morphine avec de l'alcool à 80 centièmes d'abord, puis à 50 et à 40 centièmes. Le produit sec pèse 8 grammes, ce qui ferait 21,33 pour 100 de l'opium sec. Il était formé de cristaux très-brillans, en partie empâtés dans une matière grasse, fauve.

Ce produit traité par l'éther s'est réduit à 6^{gr},158 en perdant 23,025 pour 100 de son propre poids. Il était fauve; traité par l'alcool bouillant, il a laissé 0^{gr},08 de résidu insoluble. La matière dissoute pesait 6^{gr},078; mais j'en ai retiré seulement 4^{gr},58 de morphine cristallisée. Le reste avait l'apparence d'une matière extractive. Cette quantité de morphine répond à

11,45 pour 100 d'opium dur,
12,21 — — sec.

Cet essai montre que l'opium d'Égypte pourrait contenir autant de morphine que celui d'Anatolie, et il n'y a pas de raison pour que cela ne soit pas. Seulement, il est certain qu'il n'en contient ordinairement que 5 à 6 pour 100, ce qui provient sans doute de ce qu'on ajoute au produit de l'incision celui de l'expression des capsules ou même des feuilles.

XXVI. — *Dosage de la morphine dans l'extrait d'opium.*

Cet extrait a été préparé en 1852, avec de l'opium en pains lenticulaires, répondant à *l'opium de Geive* (A) de M. Della Sudda ; il a été préparé à l'eau froide et redissous une fois dans l'eau, à froid. Il est très-dur, vitreux, d'un brun noir, ayant l'amertume et l'odeur caractéristiques qui lui appartiennent. 100 grammes d'opium en ont produit 55 grammes ; le reste de l'opium se composait de 34 grammes de résidu et de 11 grammes d'eau.

Cet extrait présente en outre un caractère que j'ai toujours observé dans tous ceux que j'ai préparés ; c'est que, malgré sa dureté, sa surface, qui était devenue *concave* après son refroidissement, à cause de la diminution qui en est la suite, est devenue *convexe*, après un certain temps, par suite d'une augmentation de volume, due au développement, dans toute la masse, d'une infinité de très-petites bulles de gaz. Si l'on ramollit un peu cet extrait, à l'aide d'une douce chaleur, de manière à ce qu'on puisse en le pressant avec le doigt, rompre toutes ces bulles et réduire l'extrait à son volume primitif, au bout de quelque temps, on le trouve bombé de nouveau et rempli d'une infinité de vacuoles.

Je ne pense pas qu'on puisse attribuer ce développement gazeux à la fermentation du sucre. Il n'y aurait rien d'extraordinaire, cependant, qu'un suc extrait d'un péricarpe contînt naturellement une petite quantité de sucre ; mais comment ce corps pourrait-il fermenter pendant très-longtemps, sans ferment et à la température moyenne de l'air, dans un extrait très-dur, contenant seulement un dixième d'eau saturée par tous les principes qui s'y trouvent unis ? Je suis plutôt porté à attribuer ce développement gazeux à la transformation lente et spontanée de l'acide méconique en acide coménique et peut-être à quelque autre altération subie par d'autres principes de l'opium.

Quoi qu'il en soit, cet extrait, desséché à 100 degrés, perd 11 pour 100 d'eau et se réduit à 89 d'extrait *sec*.

15 grammes d'extrait *dur*, représentant 13,35 d'extrait *sec*, ont été dissous à chaud dans 100 grammes d'alcool à 80° et précipités par l'ammoniaque. Après sept jours de repos (1), on a filtré et lavé le précipité avec de l'alcool à 40°; le précipité sec pesait 3^{gr}.,62 ou 24 pour 100 du poids de l'extrait. Cette morphine était presque blanche, a peu coloré l'éther, n'a perdu que 0^{gr}.,15 et pesait encore par conséquent 3^{gr}.,47; mais traitée ensuite par l'alcool bouillant elle a laissé 1^{gr}.,05 de méconate insoluble (30, 25 pour 100 de son poids). La morphine dissoute pesait seulement 2^{gr}., 42, soit

16,133 pour 100 d'extrait dur,
18,127 — — sec.

Nota. L'opium qui a servi à préparer cet extrait est un de ceux qui ont formé l'*opium mixte* analysé sous le n° XIX, duquel j'ai retiré 14,464 de morphine. Si l'on calcule sur cette base la morphine que doit contenir 55 pour 100 d'extrait, on en trouve 26,29 pour 100; j'en ai obtenu seulement 16,133, moins des deux tiers. Qu'est devenu le reste? La morphine a-

---

(1) Je ne donne pas tous mes essais (il s'en faut) comme des exemples à suivre; il m'est arrivé souvent d'être obligé de les interrompre pour ne les reprendre que huit ou quinze jours après : je les expose tels qu'ils ont été exécutés. Maintenant qu'il est prouvé par les expériences de M. Valenciennes fils (thèse présentée à l'École de pharmacie), que la morphine abandonnée au contact de l'air, en présence des alcalis, absorbe de l'oxygène et s'acidifie, on comprend la nécessité de ne pas laisser trop longtemps à l'air la morphine en contact avec la liqueur ammoniacale qui l'a produite. M. Reveil avait déjà constaté que, dans ce cas, la quantité de morphine diminue. Je m'étais moi-même aperçu, depuis longtemps, que de la morphine pure, redissoute dans l'alcoo pour la faire cristalliser, présente toujours une perte et qu'elle laisse, comme résidu, un liquide coloré dans lequel le chlorure ferrique indique la présence de l'acide méconique.

t-elle été détruite par la longue fermentation intestine éprouvée par l'extrait, ou par une trop longue exposition à l'air de la dissolution ammoniacale? Il est probable que ces deux causes y ont contribué. Il en résulterait, dans le premier cas, que l'extrait d'opium, comme l'opium lui-même, diminue de valeur médicale avec le temps.

QUATRIÈME SÉRIE.

Opiums de Perse.

L'opium de Perse a été décrit pour la première fois, dans les *amœnitates* de Kæmpfer publiées en 1712; mais ce n'est que très-récemment qu'il nous est arrivé par la voie du commerce. Antérieurement cependant, en 1843, j'en ai vu une certaine quantité chez M. Morson père, à Londres, et c'est de lui que je tiens celui qui a servi à la description que j'en ai faite dans l'*Histoire des drogues simples*. Ce n'est que seize ans après, au mois de mars 1859, que cet opium a été présenté, pour son introduction en France, au bureau des expertises du ministère de l'agriculture et du commerce. Deux essais que j'en ai faits ont montré qu'il était plus riche en morphine que l'opium de M. Morson et pareillement plus chargé de narcotine. M. Reveil y a constaté de plus 15 pour 100 de sucre glucosique dont l'origine se trouve expliquée par le passage suivant de Kæmpfer (*Amœn.*, p. 644) :

« La masse (de l'opium) est souvent, très à propos, addition-« née non d'eau mais de *miel*, dans le but d'en tempérer, non-« seulement la siccité, mais encore l'amertume; cette prépara-« tion est appelée spécialement *bœhrs*. Une préparation plus « recherchée, consiste à y ajouter de la muscade, du carda-« mome, de la cannelle et du macis. »

Il résulte de ce passage que ce n'est pas dans un but de fraude commerciale que l'on ajoute, en Perse, du miel à l'opium; c'est pour en faire une préparation particulière qui est supposée le rendre plus apte à l'application médicale. Ceci dit, voici mes deux essais qui n'avaient pour but que de doser la morphine dans le nouvel opium de Perse.

XXVII.— *Opium de Perse* (pris au bureau des experts,
le 25 mars 1859).

Cet opium a la forme de bâtons cylindriques, longs de 8 à 9
centimètres et de 7 à 8 millimètres de diamètre.

5 grammes de cet opium ont été traités deux fois par 60 grammes d'alcool à 80 centièmes ; résidu insoluble 1 gramme. Les
liqueurs, peu foncées, ont été évaporées à moitié et précipitées
par l'ammoniaque. Quarante-huit heures après, on y trouvait
deux espèces de cristaux : 1° des cristaux, en plus grand nombre,
courts et presque dodécaèdres, empâtés dans une matière grasse ;
2° d'autres cristaux déposés sur les premiers, en aiguilles longues
et très-déliées. On les a tous lavés avec de l'éther et on les a jetés
sur un filtre où on les a de nouveau lavés avec de l'éther qui
n'a pas paru les dissoudre ; ils pesaient secs 0^{gr},80 ou 16 pour
100 du poids de l'opium.

Examinés au microscope, les cristaux courts, jaunes et transparents, paraissent être des prismes à base carrée, dont quel-
ques-uns portent des faces d'octaèdre ; le plus grand nombre
ont la forme de *dent de cochon ;* d'autres sont des tétraèdres à
faces bombées.

Quant aux aiguilles incolores et nacrées, elles présentent des
prismes cylindroïdes, cannelés ou complétement et fortement
striés ; ces aiguilles présentent de petites lignes transversales,
espacées et noirâtres que l'on observe en moindre quantité sur
les premiers cristaux et, sur ceux-ci, on découvre que les lignes
transversales sont formées par de très-petits cristaux noirs et
rayonnés qui doivent appartenir à un troisième principe très-
peu abondant de l'opium.

Dans le but de séparer ces divers cristaux, on les a traités
par de l'eau aiguisée d'un peu d'acide acétique ; ni les uns
ni les autres n'ont été dissous, cependant la liqueur était
colorée ; l'ayant abandonnée à elle-même, il ne s'y est rien
montré qu'un byssus très-volumineux. Quant aux cristaux,
ils se sont tous dissous instantanément dans de l'eau aiguisée
de quelques gouttes d'acide chlorhydrique. La liqueur a été
perdue.

XXVIII. — *Opium de Perse* (*donné par M. Dorvault*).

Cet opium était pareil au précédent ;

25 grammes en ont été traités par 150 grammes d'alcool à 80 centièmes. L'alcool filtré et précipité par l'ammoniaque a fourni 4^{gr},16 de cristaux (A) de deux natures différentes, empâtés dans une matière grasse. Lavés avec de l'éther, ils se sont réduits à 4^{gr},30 ; ils ont été facilement séparés par le triage à la main qui a produit

	gr.
En cristaux jaunes, prismatiques, courts, terminés par des facettes.	2,37
En cristaux aiguillés, incolores et transparents. . .	1,93
	4,30

Les premiers cristaux offraient tous les caractères de la *morphine* ; les seconds étaient de la *narcotine*.

La liqueur mère des cristaux A, abandonnée à l'air a fourni des cristaux (B) empâtés dans une matière noire et poisseuse. On a décanté la liqueur, lavé le produit avec de l'alcool à 50 centièmes et jeté les cristaux sur un filtre ; la quantité en paraissait assez considérable, mais elle a beaucoup diminué par le lavage à l'éther et s'est réduite à 0^{gr},50. Ce produit traité par l'alcool bouillant a fourni seulement 0^{gr},20 de *morphine* en cristaux carrés, courts, terminés par une base oblique ou par un biseau obtus ; ils étaient transparents, très-brillants et d'un jaune très-pâle. L'eau mère a été négligée.

Le marc du premier traitement de l'opium a été traité de nouveau par 100 grammes d'alcool, le résidu insoluble pesait 5^{gr},50 ou 18 pour 100 du poids de l'opium.

La liqueur concentrée et additionnée d'ammoniaque, a fourni une petite quantité de cristaux qui après le lavage à l'éther pesaient 0^{gr},06 ; ils appartenaient tous à la morphine et portent la quantité de cette base à 2^{gr},63.

Il en résulte

	Pour 25 gram.	Pour 100 gram. de cet opium.
Morphine.	2,63	10,52
Narcotine.	1,93	7,72
	4,46	18,84

En admettant que cet opium contienne 7,50 d'eau pour 100, comme ceux qui ont été examinés par M. Séput (*Journ. pharm. et chim.*, t. XXXIX, p. 163), on trouve pour 100 parties d'opium de Perse desséché :

$$\begin{array}{lr} \text{Morphine.} \dots \dots \dots & 11,37 \\ \text{Narcotine.} \dots \dots \dots & 8,37 \\ \hline & 19,74 \end{array}$$

Ces résultats se rapprochent plus de ceux obtenus par M. Séput que ceux plus faibles trouvés par M. Reveil.

CINQUIÈME SÉRIE.

Opiums de l'Inde.

Je renvoie pour la distinction des diverses sortes d'opium de l'Inde et pour les résultats déjà connus de leur dosage en morphine, à l'*histoire naturelle des drogues simples*. Je me borne ici à faire connaître les quantités de morphine que j'ai extraites des quatre sortes principales d'opium de l'Inde qui se trouvaient à l'exposition universelle de 1855.

XXIX. — *Opium de Bénarès en grosse boule.*

Cet opium est celui qui se trouve décrit sous le nom d'*opium de Patna* ou *de Bénarès*, dans l'*histoire des drogues simples*, t. III, p. 658.

Il est solide, très-dur dans la moitié extérieure, encore un peu mou au centre ; séparé de son enveloppe de pétales agglutinés, il perd 5,52 d'eau pour 100, à la température de 100° et se réduit à 94,48.

29 grammes de cet opium, réduits à 27$^{\text{gr.}}$,40 par la dessiccation, ont été traités trois fois par de l'alcool à 80 centièmes. Résidu insoluble sec, noirâtre, ressemblant à du tabac râpé. Le soluté alcoolique réduit à moitié par l'évaporation et précipité par l'ammoniaque, a fourni un produit cristallisé qui a été lavé avec de l'éther, puis séché, pulvérisé et traité de nouveau par l'éther. Il pesait 2$^{\text{gr.}}$,06 ; il était d'un gris fauve et ne pouvait être considéré comme de la morphine pure. Traité par l'alcool

bouillant il a laissé 0gr.,09 d'un résidu insoluble, brun foncé. La matière dissoute pesait 1,97, j'en ai retiré 1gr.,67 de morphine non parfaitement blanche ; l'eau mère a été négligée. La quantité de morphine obtenue répond à

5,758 pour 100 d'opium dur.
6,094   —   —   sec.

XXX. — *Opium de Patna médinical.*

Opium en pains cubiques, de 9 centimètres de côté, enveloppés dans un papier mince. Séché à la température de 100°, il perd 10,20 d'eau et se réduit à 89,80 pour 100 de son poids.

30 grammes non desséchés ont été traités trois fois par 120 grammes d'alcool à 85 centièmes. Résidu insoluble, un peu gras, pesant 6gr.,9 ou 23 pour 100.

On a distillé l'alcool à moitié et précipité par l'ammoniaque ; le produit cristallisé lavé avec de l'éther pesait 3gr.,54 ; pulvérisé et lavé de nouveau avec de l'éther il s'est réduit à 2gr.,08, ce qui fait

6,93 pour 100 d'opium dur.
7,72   —   —   sec.

Cette morphine ayant conservé une couleur chamois aurait dû être purifiée par une nouvelle cristallisation.

XXXI. — *Opium de Patna, pour fumer.*

Semblable pour la forme au précédent ; enveloppé dans un papier épais et comme feutré. Masse homogène, dure à l'extérieur, encore molle au centre, d'un brun noirâtre, ayant l'apparence d'un extrait ; odeur peu forte, particulière ; aspect un peu gras ; ne s'attache pas aux doigts, graisse le papier par la pression.

Cette matière contient donc de l'huile mêlée à l'extrait ; mise en contact avec l'eau, elle blanchit superficiellement ; elle se délaye facilement dans l'eau et y laisse un résidu considérable ; 27gr.,10 de cet opium séchés à 100 degrés se sont réduits à 26,15 ou à 96,49 pour 100 : perte en eau 3,51.

Cette quantité a été traitée trois fois par 120 grammes d'alcool à 80 centièmes, les liqueurs concentrées à moitié et précipitées par l'ammoniaque ont fourni 3gr.,03 de morphine brute cristallisée. Ce produit lavé à l'éther s'est réduit à 2,52 ; pulvérisé et épuisé par le même agent, il ne pesait plus que 1gr.,41 qui ont encore laissé 0gr.,03 de matière insoluble dans l'alcool bouillant. La morphine dissoute pesait 1gr.,38 ou

5,09 pour 100 d'opium dur,
5,27   —   —   sec.

XXXII. — *Opium de Malwa thériacal.*

C'est moi qui donne à ce produit le surnom de *thériacal*, pour le distinguer des vrais opiums de Malwa.

Il a la forme d'un gâteau parfaitement régulier, plat et cylindrique, ayant 9 centimètres de diamètre et 2cent.,5 de hauteur. La face supérieure et le tour du cylindre sont recouverts d'une feuille d'argent jouissant de tout son éclat ; la face inférieure est nue ; tout le pain est enveloppé dans une toile de coton de couleur nankin.

L'odeur de cette composition est analogue à celle de la thériaque ; mais les aromates tels que la cannelle, le cardamome, etc., y dominent d'avantage et, de plus, elle est musquée. La pâte possède une consistance pilulaire ; la coupure au couteau en est grossière, à cause des poudres peu fines qui en font partie. Il est évident que ce prétendu opium est une sorte de thériaque solide.

40 grammes de cette *thériaque indienne* ont été traités trois fois par l'eau distillée. Ce résidu desséché ressemblait à du tabac râpé ; il avait conservé toute son odeur et pesait 11gr.,75.

Aucune des liqueurs n'a précipité directement par l'ammoniaque ; elles fermentaient ostensiblement pendant la macération, la température variant de 25 à 30 degrés centigrades.

Les liqueurs réunies et concentrées par l'évaporation ont formé par l'ammoniaque, un précipité floconneux, brun, qui prenait en séchant la forme d'une résine noire et fragile. Ce prétendu opium ne contient pas une quantité appréciable de morphine.

Nota. L'exposition anglaise à l'exposition universelle de 1855, présentait plusieurs autres opiums de l'Inde que le temps ne m'a pas permis d'examiner.

1° *Opium de Malwa* répondant au deuxième opium de Malwa de Péreira (Histoire des drogues, t. III, p. 658). Il est arrondi, un peu pyriforme, du volume d'une grosse coloquinte, entouré d'une poudre verte de feuilles de pavots.

2° *Opium de Behar, pur* (ainsi dénommé à l'exposition), en morceaux peu volumineux, très-irréguliers, anguleux, durs et noirs à l'intérieur, couverts à l'extérieur d'un enduit *blanc* que je suppose provenir d'une moisissure desséchée.

3° *Opium de Rajpootana :* en un pain orbiculaire et lenticulaire de 8 à 9 centimètres de diamètre, propre à l'extérieur.

4° *Opium de Patna* inférieur, en pains noirs, irréguliers, recouverts d'une poudre blanche.

5° Une espèce de cahier rond nommé *Leaf bundle*, formé de pétales de pavots blancs, appliqués les uns sur les autres, servant à envelopper l'*opium de Benarès en grosse boule.*

Ces différents opiums sont tout à fait différents du premier *opium de Malwa de Pereira* (Histoire des drogues, p. 657), de l'*opium du jardin de Patna* de M. Christison, et d'un autre opium non commercial que je dois également à M. Christison, qui a été préparé par un médecin, dans son propre jardin à Calcutta.

Tableau, des quantités de morphine extraites de cent parties
des opiums d'Égypte, de Perse et de l'Inde.

Opiums.	Mous.	Durs.	Secs.
D'Égypte (collection Della Sudda) ,	»	5,78	6,60
D'Égypte (École de pharmacie),	»	5,19	5,81
Id. (*Id.*),	»	11,45	12,21
De Perse (M. Dorvault) (¹),	»	10,52	11,37
De Patna, médicinal ,	»	6,93	7,72
De Patna , pour fumer,	»	5,09	5,27
De Malwa théracal ,	»	»	»

(¹) Cet opium contenait en outre , *narcotine* ,   7,72   8,37

SIXIÈME SÉRIE.

Opiums indigènes.

Je ne recommencerai pas, après M. Chevalier, l'histoire de l'opium indigène ; je rappellerai seulement que Belon est le premier qui, en 1553, ait émis l'opinion que l'on pourrait extraire en Europe et particulièrement en France, un opium semblable à celui que l'on extrait du pavot blanc, dans l'Anatolie ; mais un anglais, du nom de Bella, paraît être le premier qui, en 1796, ait présenté à la Société d'encouragement de Londres, un véritable opium indigène.

En 1805, le Dr Bretonneau, de Tours, opérant sur le pavot des jardins, recueillait à Chenonceaux de l'opium de bonne qualité.

En 1820, Jones Young obtint une médaille d'or de la Société royale d'Édimbourg pour avoir cultivé les pavots et en avoir obtenu un opium de qualité supérieure.

En 1823, MM. Cowley et Stains présentèrent à la Société d'encouragement de Londres, un mémoire sur la culture du pavot et la récolte de l'opium indigène. Cette culture commencée en 1819, sur un terrain de 2 hectares, produisit 30 kilogrammes environ d'un opium égal au meilleur opium exotique.

La culture continuée sur un terrain de 4 hectares, 50 centiares, a fourni 196 livres anglaises d'opium (89 kilogrammes) qui ont été vendues 3.552 francs.

MM. Cowley et Stains se servaient d'un scarificateur à cinq lames, mentionné par Kæmpfer et par Etienne-François Geoffroy, dans son *Traité de matière médicale*.

De 1828 à 1830, des essais de culture pour la production d'un opium indigène, furent institués par la Société d'agriculture d'Erfurth ; la récolte fut faite par des enfants, sous la surveillance d'un maître. On se servait pour faire les incisions, d'un couteau à quatre lames ; les gouttes étaient enlevées à l'aide d'un pinceau, etc. L'opium qui en provint fut distribué aux hôpitaux et fut trouvé très-actif.

Un peu auparavant, en 1826, le général Lamarque avait

fait cultiver des pavots à Eyres, près de Saint-Sever, dans le département des Landes. L'opium qui en provint fut remis à M. Caventou qui en fit l'objet d'une note insérée dans le *Journal général de Médecine*, année 1827, t. XCIX, p. 72. Je crois utile d'en rappeler ici les résultats, avec la désignation exacte des matières qui les ont fournis.

N° 1. Suc d'incisions faites aux capsules du *pavot blanc propre à l'extraction de l'huile d'œillette.*

N° 2. Suc d'incisions faites aux capsules du pavot double des jardins. Ces deux produits ont été remis à M. Caventou par le général Lamarque.

N° 3. Extrait alcoolique du *papaver orientale*, de Tournefort, remis par M. Petit, pharmacien à Corbeil.

N° 4. Extrait aqueux des capsules du pavot blanc à grosse tête, du commerce.

N° 5. Extrait d'opium gommeux préparé avec l'opium du Levant.

M. Caventou a traité 36 grains de chacune des substances ci-dessus par 32 grammes d'eau; les liqueurs, ont été précipitées par de l'ammoniaque en excès; après vingt-quatre heures, les précipités ont été recueillis sur des filtres, lavés, puis traités par de l'alcool à 95 centièmes. Voici les quantités obtenues de morphine (cristallisée) :

N°ˢ		
1	8 grains	soit 22,22 pour 100
2	3	8,33
3	1	2,78
4	0,5	1,39
5	1,5	4,17

Première observation. — Le résultat n° 1 a été regardé plusieurs fois comme douteux, surtout lorsqu'on pouvait supposer qu'il se rapportait au véritable *pavot blanc;* mais il n'a rien qui doive surprendre étant rapporté au *pavot-œillette;* il est exact d'ailleurs, ainsi qu'on va le voir.

Deuxième observation. — Le *pavot double des jardins* est le *pavot pourpre* de M. Aubergier, double ou non.

Troisième observation. — J. Pelletier, dans ses *nouvelles recherches sur l'opium* (*Journal de pharmacie*, tome XXI, p. 555)

donne le résultat d'un essai fait sur l'opium d'Eyrès du général
Lamarque : 60 grammes de cet opium lui ont donné 6^{gr},17
de morphine ou 10,28 pour 100. *Il n'y a pas trouvé de narcotine.*

Plus récemment, M. Caventou a fait connaître un troisième
résultat qui se rapporte à l'opium du général Lamarque. Dans
une lettre adressée en novembre 1843, à l'Académie des sciences, M. Caventou dit avoir examiné en 1828, quatre échantillons d'opium recueillis dans autant de domaines différents appartenant au général, mais tous situés dans le département des
Landes, et en avoir extrait *plus de 14 pour 100 de morphine*. Il
n'y avait pas lieu de contester ce résultat. Au surplus, Pelletier m'ayant remis, anciennement, deux échantillons d'opium
du général Lamarque, je me suis décidé à les sacrifier pour dis-
siper les doutes que l'on pourrait conserver sur la valeur de
ces opiums.

XXXIII. — *Premier échantillon étiqueté* opium d'Eyrès.

Petite masse formée de grumeaux agglomérés, d'un brun
noirâtre, offrant, par places, comme une sorte d'efflorescence
blanche. A la loupe, les grumeaux paraissent eux-mêmes for-
més de petites larmes agglomérées, brunes, faiblement translu-
cides, dont la cassure est parsemée de cristaux microscopiques.
On aperçoit çà et là quelques pellicules de capsules ; l'odeur est
toujours fortement vireuse, la saveur très-amère.

12 grammes de cet opium pulvérisé ont été séchés à 100
degrés ; ils se sont réduits à 10^{gr},98 ou 91,50 pour 100; perte
en eau 8,50.

Cet opium a été traité par l'eau distillée, à la température
de 25 degrés. La liqueur a été précipitée directement par l'ammoniaque ; le précipité (A) était grenu, d'un fauve orangé et
pesait 3^{gr},67.

Le marc de l'opium a été traité de nouveau par l'eau : le liquide filtré a été ajouté à la liqueur ammoniacale séparée du
précipité A. Il s'est formé un nouveau précipité (B) pesant seulement 0^{gr},08, à l'état sec.

Le marc de l'opium desséché pesait 2^{gr}·,90 ou

24,16 pour 100 d'opium dur.
26,41 — — sec.

D'après cela, l'opium dur d'Eyrès était formé de

Extrait soluble ,   67,34
Résidu insoluble .   24,16
Eau ,   8,50

Le résidu insoluble était glutineux à l'état humide, un peu gras et onctueux à l'état sec.

Pour rechercher la narcotine, une certaine quantité du précipité A a été traitée par l'éther. Ce liquide s'est coloré en jaune pâle; il a laissé, par l'évaporation, un produit jaune, comme résineux, sans aucune apparence de cristaux. Ce produit, traité par de l'eau aiguisée d'acide chlorhydrique, s'y est dissous lentement et complétement; la liqueur a pris en quelques heures une couleur de vin rouge; évaporée lentement à siccité, elle n'a laissé déposer aucune substance cristalline.

Dans le même but de rechercher la narcotine, le marc de l'opium a été traité à chaud par de l'alcool à 85 centièmes; il s'y est dissous *sans résidu sensible*. La liqueur filtrée a été réduite à moitié et abandonnée ensuite à elle-même; il s'est formé au fond de la capsule un enduit *blanchâtre, opaque* et *visqueux*. Cet enduit, redissous dans l'alcool chaud, s'est reformé en un enduit visqueux, brunâtre, sans apparence de cristaux. Cet enduit, traité par un peu d'acide sulfurique concentré contenant 1 deux-centième d'acide azotique, au lieu de prendre la belle couleur rouge caractéristique de la narcotine, en a pris une brunâtre et verdâtre, qui indiquerait plutôt la présence de la narcéine.

Ainsi que l'avait reconnu Pelletier, l'opium d'Eyres *ne contient pas de narcotine.*

La totalité du précipité A a été traitée par de l'alcool à 85 centièmes bouillant. Le liquide refroidi a fourni 1^{gr}·,80 de morphine très-peu colorée; la liqueur surnageante, évaporée spontanément, a encore fourni des cristaux à peine colorés d'abord, mais qui n'ont pas tardé à se couvrir de matière colorante ; isolés, lavés et séchés, ils pesaient 0^{gr},47. L'eau mère évaporée est devenue noire et poisseuse ; elle a laissé un produit cristallin C de même couleur et apparence. Les deux premières cristallisations de morphine forment ensemble 2^{gr},27, et répondent à

18,90 pour 100 d'opium dur.
20,67 — — sec.

XXXIV. — Échantillon étiqueté : *Opium de Saint-Sever et Montant*.

Opium d'un brun très-foncé et noirâtre, à cassure nette et luisante, ce qui le fait ressembler à un extrait solide. Odeur vireuse moins pénétrante que le premier, saveur très-amère.

15^{gr},8, séchés à 100 degrés, se sont réduits à 14^{gr},65 ou à 94,74 pour 100 ; eau 5,26.

Cette quantité d'opium a été traitée trois fois par 60 grammes d'alcool à 85 centièmes ; les liqueurs réduites à moitié étaient très-brunes ; elles ont formé par l'ammoniaque des cristaux empâtés par une matière brune.

Ce produit a été réuni aux produits de l'essai précédent, à l'exception des 1^{gr},80 de morphine pure qui ont été laissés à part. Le tout a été dissous dans de l'eau aiguisée d'acide acétique et additionné de chlorure de sodium purifié, suivant le procédé anciennement conseillé par M. Robinet. Ce sel, en se dissolvant, a précipité de la liqueur une matière noire et poisseuse, et l'a décolorée en grande partie. La liqueur filtrée a été précipitée par l'ammoniaque. Le précipité D lavé et séché était redevenu brun ; traité par l'alcool bouillant, il a formé un soluté coloré qui a cristallisé par refroidissement. Un second traitement alcoolique a fourni un soluté et des cristaux plus purs. Les deux produits cristallisés pesaient ensemble 3^{gr}03. Les liqueurs brunes ont été abandonnées.

Les 3^{gr},03 de morphine cristallisée, réunis aux 1^{gr},80 de morphine pure du produit A, forment un total de 4^{gr},83 de morphine retirée de 27^{gr},8 des deux opiums réunis. Cela donne

17 pour 100 d'opium dur,

mais comme l'opium d'Eyriès en contient à lui seul 18,90 , il en reste seulement,

15,98 pour 100 d'opium de Saint-Sever, dur,
16,79 — — sec.

Ce résultat n'est pas rigoureux, parce que la morphine du dernier opium était colorée. Il suffit cependant pour montrer que l'opium de Saint-Sever et de Montaut est encore très-riche en morphine.

Le précipité **D** épuisé par l'alcool bouillant, a laissé un résidu insoluble, cristallin et blanchâtre, qui s'est en partie dissous dans l'eau bouillante. Le liquide filtré et refroidi, forme, après vingt-quatre heures, un précipité *blanc* qui est du *méconate de chaux*. Je n'ai pas conservé de note sur la liqueur surnageante.

La partie du résidu blanchâtre que l'eau n'avait pas dissoute, était blanche et cristalline. Elle se dissolvait dans l'eau aiguisée d'acide chlorhydrique et en était précipitée par l'ammoniaque; c'était encore du *méconate de chaux*. Il est évident que l'eau bouillante en agissant sur le méconate neutre le sépare en deux sels, l'un plus soluble avec excès d'acide, l'autre plus insoluble, avec excès de base.

XXXV. — *Opium de pavot blanc recueilli par M. Eugène de Morgan dans le Loir-et-Cher. (Donné par M. Robinet.)*

L'échantillon de cet opium pesait primitivement 11$^{gr\cdot}$,80 ; il avait la couleur blonde, l'apparence larmeuse et l'odeur forte de l'opium de Smyrne nouveau. Séché à l'air, il s'est réduit à 11$^{gr\cdot}$,15; séché à 100 degrés, il n'a plus pesé que 10$^{gr\cdot}$,27.

L'opium mou contenait 12,97 d'eau pour 100.

L'opium durci à l'air en retenait 7,93.

Cet opium séché et pulvérisé a été traité 3 fois par de l'alcool à 80 centièmes (1). Les liqueurs concentrées à moitié et additionnées d'ammoniaque ont formé, en 4 ou 5 jours, une mor-

____

(1) Il y a eu une perte légère au deuxième traitement.

phine A bien cristallisée, qui, lavée avec de l'alcool à 40 centièmes et séchée, pesait 1$^{gr.}$,769, ce qui répond à :

14,99 pour 100 d'opium mou.
15,86 — — dur.
17,22 — — sec.

La liqueur alcoolique ammoniacale a formé un nouveau
précipité en partie cristallisé, mais très-brun, qui, lavé avec
de l'alcool à 40^d et séché, pesait 0$^{gr.}$,86. Il est probable qu'il
contenait encore de la morphine, mais je n'en ai pas tenu
compte.

La morphine A était presque blanche. Elle a été pulvérisée
et traitée par l'éther, qui, malgré sa blancheur apparente, a
pris une *teinte brunâtre* assez marquée. La morphine restante
est devenue d'un *blanc de neige ;* traitée une deuxième et une
troisième fois par l'éther, elle y restait presque *indéfiniment
suspendue et s'y dissolvait évidemment en partie.* Séchée, elle ne
pesait plus que 1$^{gr.}$,011, ayant perdu 42,86 pour 100 de son
poids. Elle était entièrement soluble dans l'alcool. Après la perte
énorme causée par l'éther, cette morphine ne répond plus qu'à
8,914 pour 100 de l'opium sec. Bien des gens s'en contente-
raient, mais en réfléchissant depuis à la coloration brunâtre de
l'éther, à la couleur blanche éclatante prise aussitôt par la
morphine, et à sa suspension presque indéfinie dans le liquide,
je suis resté convaincu que j'avais pris au lieu d'éther pur un
mélange d'éther et d'alcool préparé pour d'autres essais. L'opium
récolté par M. E. de Morgan contenait *au moins* la proportion
de morphine fixée plus haut.

XXXVI. — *Opium d'Algérie.* (Exposition de 1855.)

Cet opium, récolté par M. Hardy, provient du pavot blanc à
grosses capsules indéhiscentes et à semences blanches. Il est
devenu d'un brun noir tout à fait solide, à cassure luisante et
squileuse, et d'une odeur semblable à celle de l'opium d'É-
gypte.

26$^{gr.}$,30 de cet opium pulvérisé ont été traités une fois par
4 parties et deux fois par 2 parties d'alcool à 85 centièmes. Le

résidu insoluble pèse 7^{gr}·,58 ou 28,82 pour 100. La morphine précipitée par l'ammoniaque pèse 3,81 ; elle est brune, pâteuse, et conserve l'odeur de l'opium. Pulvérisée et traitée plusieurs fois par l'éther, elle a perdu 23,10 pour 100 de son poids et s'est réduite à 2^{gr}·,93 ; elle était entièrement soluble dans l'alcool ; elle répond à

> 11,13 pour 100 d'opium dur,
> 12,10 — — sec.

Je n'ai pas été à même de faire d'autres essais d'opiums qui puissent être attribués au pavot blanc ; mais je rappellerai que M. Petit, ancien pharmacien à Corbeil, a retiré d'un opium obtenu par incision des capsules du *pavot somnifère* de 16 à 18 pour 100 de morphine (*Journ. de pharmacie* de 1827, t. XIII, p. 183), et que M. Merck dont on ne peut contester l'habileté et l'autorité en pareille matière, a retiré 16 pour 100 de morphine d'un opium recueilli sur des pavots provenant de semences venues d'Anatolie. L'opium même d'Anatolie, dont il avait reçu plusieurs caisses, lui a fourni 12 et 13 pour 100 de morphine très-pure (CHEVALLIER, *Notice sur l'opium indigène*, page 18).

XXXVII. — *Opium Aubergier*. (Exposition de 1855.)

Cet opium est en pains orbiculaires plus ou moins aplatis, de 4^c·,5 de diamètre et du poids de 47 à 48 grammes. Il est très-propre à l'extérieur, luisant et d'une couleur chocolat ; il est dur et solide ; cependant les pains se déforment à la longue, et s'attachent entre eux ou au vase qui les contient. La cassure est uniforme et d'apparence cireuse, l'odeur est moins vive que celle de l'opium de Smyrne ; la saveur est très-amère.

Cet opium, traité par l'eau distillée à froid, fournit :

> Extrait purifié à froid. 69,87
> Résidu insoluble. 26,03
> Eau (par différence). 4,10
>
> 100,00

Un pain de cet opium, pesant 47^{gr}·,50 a été pulvérisé et traité par 8 fois son poids d'alcool à 85 centièmes, employé en 3 fois. Le résidu insoluble dans l'alcool pesait seulement 10^{gr},79 ou 22,68 pour 100.

Le soluté alcoolique réduit à moitié par l'évaporation et précipité par l'ammoniaque a fourni, après plusieurs jours, un produit cristallisé brunâtre, qui, lavé avec de l'alcool à 40 centièmes et séché, pesait 7^{gr},75. Ce produit, pulvérisé et traité par l'éther, s'est réduit à 6^{gr},789, soit 14,29 pour 100 de l'opium employé, ou 14,90 pour 100 d'opium sec.

Cette morphine était peu colorée et entièrement soluble dans l'alcool bouillant.

XXXVIII. — *Opium de pavot-œillette*, de M. Bénard, professeur à l'École préparatoire d'Amiens.

Petit pain orbiculaire aplati, large de 5 centimètres, épais de 18 à 19 millimètres, entouré d'une feuille de pavot ; brun-noirâtre à l'intérieur, dur, paraissant très-sec, d'une forte odeur vireuse.

21^{gr},5 ont été traités par l'eau distillée ; liqueur trouble et comme mucilagineuse. Extrait sec 12 grammes qui, par une purification par l'eau, se sont réduits à 11^{gr},66 (54,23 pour 100). Cet extrait, desséché sur les bords de la capsule, s'en sépare en lamelles minces, comme s'il contenait de la gomme ; cependant il se dissout complétement dans l'alcool à 75 centièmes bouillant. Additionné d'ammoniaque, il a fourni un produit cristallisé qui, lavé avec de l'alcool à 40 centièmes et séché, pesait 3,57. Ce produit, traité par l'éther, s'est réduit à 3^{gr},453 ; traité par l'alcool rectifié bouillant, il a laissé 0^{gr},397 de méconate insoluble. La morphine dissoute pesait 3^{gr},056 ou 14,21 pour 200 de l'opium employé.

L'extrait d'opium Bénard contient 26,29 de morphine pour cent.

XXXIX. — *Autre opium Bénard de 1854.*

Pain orbiculaire aplati 10 grammes ont été séchés à 100 degrés et se sont réduits à 9^{gr},2 : eau, 8 pour 100.

31 grammes ont été épuisés par l'eau froide : liqueur louche filtrant trouble ; extrait sec 20^{gr},8 qui se sont réduits à 19^{gr},9 par une seconde solution dans l'eau :

Extrait purifié 64,83 pour 100 d'opium dur,
—   69,77   —   —   sec.

Cet extrait redissous à chaud dans de l'alcool à 85 centièmes, a été précipité par l'ammoniaque. Après plusieurs jours, le précipité, lavé avec de l'alcool à 40 degrés, pesait sec 5^{gr},14. Il était en cristaux transparents et jaunâtres. La poudre, qui était presque blanche, a été traitée deux fois par de l'éther sulfurique pur ; elle ne lui a communiqué aucune coloration et l'éther évaporé a laissé moins de 1 décigramme d'un résidu jaune, transparent, d'apparence gommeuse, offrant çà et là de faibles traces d'une matière *grasse*, blanche, d'une saveur amère, sans aucune apparence de cristaux. La matière d'apparence gommeuse était facilement soluble dans l'eau, non plus dans l'éther ; le soluté aqueux était incolore et d'une saveur amère. Le chlorure ferrique ne paraissait pas le colorer d'abord sensiblement, mais peu à peu, et douze heures après, il avait acquis une couleur assez foncée, composée de rouge et de vert, ce que j'attribue à l'action mixte de l'acide méconique et de la morphine sur le chlorure ferrique.

La morphine pulvérisée a été enfin lavée avec une assez grande quantité d'éther, nécessaire pour la faire sortir complétement du flacon et le rassembler de nouveau sur son filtre ; elle avait alors perdu exactement 1 décigramme de son poids. Traitée par l'alcool bouillant, elle a laissé 0^{gr},59 d'une poudre blanche (*x*), insoluble, dont l'examen sera fait plus loin. La morphine dissoute pesait 4^{gr},45, répondant à

14,355 pour 100 d'opium dur,
15,60   —   —   sec.

L'extrait aqueux de cet opium contient 22,14 pour 100 de morphine. L'opium renferme la même proportion de morphine que le précédent ; mais comme il fournit une plus grande quantité d'extrait, celui-ci est moins riche en morphine.

Cette morphine est exempte de narcotine, mais l'opium d'œillette est-il donc entièrement privé de ce dernier principe?

Pour m'en assurer, l'eau mère de la morphine a été évaporée spontanément; elle a offert d'abord un commencement de précipité blanchâtre, qui n'a pas tardé à disparaître sous une couche de matière brune. Celle-ci s'est séparée successivement du liquide jusqu'à la fin, sans aucune apparence de cristaux.

Cette matière brune a été traitée par de l'eau acidulée par l'acide acétique. La liqueur, qui était moyennement colorée, a formé par l'ammoniaque un précipité grisâtre et caillebotté, en apparence très-abondant, mais qui s'est réduit par la dessiccation à une petite quantité d'une matière *brune, d'apparence résineuse,* dont le soluté alcoolique n'a produit jusqu'à la fin que la même matière brune, sans trace de narcotine.

Le marc de l'opium, qui avait été épuisé par l'eau froide, a pareillement été traité par l'acide acétique étendu; la liqueur a été précipitée par l'ammoniaque, le précipité a été dissous dans l'alcool; les résultats ont été les mêmes que ci-dessus; il est donc constant que l'opium du pavot œillette ne contient pas de narcotine. M. le professeur Decharmes, dans un travail très-important que je citerai plus loin, est arrivé à la même conclusion. Ce sont ces deux résultats qui m'ont convaincu que l'opium sans narcotine du général Lamarque avait été recueilli sur le pavot œillette, car jusque-là on pouvait supposer qu'il provenait du pavot blanc.

La poudre blanche (x), séparée de la morphine par l'alcool bouillant, a été traitée par l'eau bouillante; elle s'y est dissoute en très-grande partie, en formant une liqueur brunâtre qui a formé, du jour au lendemain, un précipité blanc de *méconate de chaux;* la liqueur surnageante rougissait fortement par le chlorure ferrique et formait, avec l'azotate de baryte, un précipité abondant, complétement soluble dans l'acide azotique. Le liquide évaporé a laissé un résidu brûlant comme de l'amadou, et laissait par la calcination une cendre très-blanche, cédant à l'eau une notable quantité de *potasse,* et soluble ensuite dans l'acide sulfurique. La solution sulfurique ayant été évaporée à siccité et la capsule chauffée suffisamment pour chasser l'excès d'acide, il est resté un sel blanc, en grande partie soluble dans l'eau, d'où la chaux a été précipitée par l'oxalate d'ammoniaque. La liqueur surnageante, additionnée enfin de sous-phosphate d'ammoniaque, a formé une quantité *très-considérable* de ces rosettes à six rayons palmés, qui sont une des formes caractéristiques du phosphate ammoniaco-magnésien. La poudre blanche (*x*) était donc formée en quantités, que je suppose à peu près égales, de *méconates de magnésie* et de *chaux* et d'une moindre quantité de *méconate de potasse*. M. Reveil est le premier, je le crois, qui, dans sa thèse inaugurale (page 46), ait signalé l'existence du *méconate de magnésie* dans l'opium. Depuis, j'ai recherché et trouvé de petites quantités de ce sel dans plusieurs des précipités analogues des opiums précédemment examinés, mais aucun ne m'en a offert une quantité aussi considérable que le présent opium de *pavot œillette*. La diversité observée dans la nature de ces précipités (*x*), qui n'influe en rien sur la composition et les propriétés essentielles de l'opium, doit être attribuée à la nature différente des terrains où les pavots sont cultivés.

XL. — Autre *opium d'œillette* de M. Bénard.

Cet opium, récolté postérieurement au premier, m'a été donné par M. Carabin, pharmacien. Il est brunâtre à l'extérieur; la cassure en est très-finement cireuse ou subluisante, translucide, offrant différentes teintes d'un fauve rougeâtre; odeur vireuse forte, comme alliacée; poudre d'un fauve foncé.

La poudre pesant $23^{gr.},7$, chauffée à la température de 100 degrés, se réduit à $22^{gr.},7$; perte en eau, 4,22 pour 100.

Cet opium a été traité en plusieurs fois par 320 grammes d'alcool à 80 centièmes. La dernière liqueur était encore colorée.

Les liqueurs réunies et concentrées à moitié ont été additionnées d'ammoniaque en excès. Le précipité (A), lavé et séché, était brunâtre, pulvérulent, et pesait $5^{gr.},90$. L'eau mère ammoniacale, exposée de nouveau à l'air, a donné un deuxième produit brun chocolat, du poids de $0^{gr.},53$, qui a été laissé de côté.

Le premier produit (A), traité seul par l'éther, a fourni plusieurs solutés colorés, et n'a plus conservé que la couleur de la poudre d'ipécacuanha. Il pesait sec $5^{gr.},72$ (B); traité par l'alcool à 90 centièmes bouillant, il a laissé 0gr.,144 d'un résidu brun terreux, formé de *méconate de chaux* impur. La dissolution alcoolique a fourni, par une première cristallisation, 4gr.343 d'une morphine presque blanche, et, par une deuxième cristallisation, une morphine colorée pesant 0gr.,611. En admettant que ce second produit, purifié par l'alcool comme celui B, fournisse une morphine pure, dans le même rapport de 5,720 à 4,343, on trouve, comme second produit purifié, 0gr.,476, lesquels, joints à 4gr.,343, forment un total de 4gr.,819 de morphine répondant à :

20,34 pour 100 d'opium dur,
21,23 — — sec.

XLI. — *Opium d'œillette* de M. Renard, cultivateur à Puchevillers (Somme).

Opium en un petit pain orbiculaire et plat, enveloppé d'une feuille de pavot, noir, très-odorant, pesant 20 grammes. Cet opium a été incisé, puis pulvérisé et séché sur un poêle de faïence. Il s'est réduit à 18gr.,40; perte en eau, 1gr.,60 ou 8 pour 100.

Il a été traité trois fois à la chaleur du dessus d'un poêle de faïence par 80 grammes d'alcool à 85 centièmes, puis lavé, linge et filtre, avec 40 grammes d'alcool. En tout 280 grammes d'alcool.

Résidu noir, un peu gras au toucher, se ramollissant entre les doigts, pesant 4gr.,3 ou 23,37 pour 100.

La première liqueur alcoolique a laissé déposer, après quelques jours, quelques cristaux indéterminés, plus, au fond du vase, un liquide oléo-résineux, visqueux, très-brun, qui, étendu sur un papier, ne le traverse pas et forme, étant desséché, un vernis brun très-brillant. Il se forme en outre, contre la paroi latérale du flacon, un dépôt cireux, pulvérulent. La deuxième et la troisième liqueur n'ont laissé déposer que de la cire; la troisième était encore passablement colorée.

Les liqueurs séparées de leurs dépôts et réunies ont été réduites à 130 grammes, et l'on y a ajouté un excès d'ammoniaque. Après trois jours de repos, le produit cristallisé a été réuni sur un filtre. Lavé avec de l'alcool faible et séché, il pesait 5gr.,43, ce qui répond à

26,15 pour 100 d'opium dur,
29,51 — — sec.

Cette morphine était grise, encore un peu grasse au toucher, et donnait une poudre presque blanche. Néanmoins le premier traitement éthérique était coloré. Les autres l'étaient très-peu, mais la morphine ne s'en déposait plus que très-lentement. Après quatre traitements qui ont employé 120 grammes d'éther, on a filtré et lavé la morphine avec de l'éther. Elle pesait, sèche, 5gr.,082. Traitée par l'alcool bouillant, elle n'a laissé qu'un résidu brunâtre pesant 0gr.,06. La morphine dissoute pesait 5gr.,022, ce qui répondait à

25,01 pour 100 d'opium dur,
27,29 — — sec.

Mais cette morphine n'était pas suffisamment pure ; le soluté alcoolique n'a produit, par une première cristallisation, que 3gr.,85 de morphine pure, en prismes rectangulaires très-nets ; puis 0gr.,37 d'une morphine un peu moins pure, en tout 4gr.,22, soit

21,10 pour 100 d'opium dur,
22,88 — — sec.

La seconde eau mère, évaporée spontanément à siccité, a fourni, au-dessus d'une cristallisation blanchâtre, opaque, en houppes rayonnées, une matière brune, d'apparence extractive, soluble dans l'eau froide ; le tout ensemble pesait 0gr.,79. La solution aqueuse de la matière brune rougit le tournesol, se colore en *rouge de sang foncé* par le chlorure ferrique et précipite médiocrement par l'ammoniaque : elle devait contenir un méconate acide de morphine ou de quelqu'une des autres bases que je regarde comme des produits de transformation de la première.

XLII. — *Opium d'œillette, de M. E. de Morgan.*

Il y en avait deux échantillons qui pesaient ensemble 38gr.,70. Il était blond d'abord et comme formé de larmes agglutinées ;

mais en séchant à l'air, il est devenu inégalement noirâtre ou
presque noir; il ne pesait plus alors que 36$^{gr.}$,80. Pulvérisé, il
exhalait une odeur vireuse forte et comme un peu alliacée ; séché à 100 degrés, il s'est réduit à 33$^{gr.}$,80. L'opium mou contenait 12,60 d'eau pour 100 ; l'opium durci à l'air en retenait
8,15 pour 100.

Tout cet opium a été traité trois fois de suite par l'alcool à
80 centièmes. Les liqueurs réunies, réduites à moitié, ont été
précipitées par l'ammoniaque. Six jours après, les cristaux
reçus sur un filtre ont été lavés avec de l'alcool à 45 centièmes
et séchés; ils pesaient 9 grammes; l'eau mère a été négligée.
Sa matière cristalline était très-brune, et, en plusieurs en-
droits, le filtre était taché par une matière grasse. La matière
brune, pulvérisée et traitée par l'éther, s'est réduite à 8$^{gr.}$,185 :
traitée ensuite par l'alcool bouillant, elle a abandonné 0$^{gr.}$,236
d'un résidu noir et terreux. Les deux premières liqueurs étaient
très-brunes, et la morphine obtenue était elle-même colorée;
la troisième liqueur seule fournissait une morphine presque
blanche. Toute cette morphine a été redissoute dans l'alcool et
soumise à une nouvelle cristallisation. On a obtenu d'une première cristallisation 5$^{gr.}$,213 d'une morphine très-faiblement
jaunâtre, et, par la concentration de l'eau mère, 0$^{gr.}$,932 d'un
deuxième produit d'une couleur chocolat ; ce deuxième produit, redissous dans l'alcool bouillant, a fourni 0$^{gr.}$,636 de
morphine qui, réunie à la première, en a porté la quantité à
5$^{gr.}$,849. Cette quantité répond à :

15,09 pour 100 d'opium mou,
15,87   —   —   dur,
17,30   —   —   sec.

XLIII. — *Opium d'œillette* de M. Page, pharmacien à Gisors.

19$^{gr.}$,8 de cet opium ont été séchés à 100°, et se sont réduits
à 17$^{gr.}$,65 ou 89,14 pour 100. Eau, 0,86 pour 100. Cet opium
a été traité trois fois par 80 grammes d'alcool à 85 centièmes;
résidu insoluble, brun noir, pulvérulent, pesant 5,2 ou 26,26
pour 100 d'opium mou, 29,46 pour 100 d'opium sec.

Les liqueurs alcooliques ont été concentrées à moitié et précipitées par l'ammoniaque : morphine grasse 4^{gr},41, qui, lavée seulement à l'éther, s'est réduite à 3^{gr},72 ; pulvérisée alors et épuisée par l'éther, elle s'est réduite à 3^{gr},31 ; traitée par l'alcool bouillant, elle a laissé un résidu insoluble pesant 0^{gr},13. Le poids de la morphine dissoute devait être de 3^{gr},18 ; mais je n'en ai retiré, par une première cristallisation, que 2^{gr},28 de morphine pure, et comme second produit une cristallisation de morphine, au-dessus de laquelle avait grimpé une matière plus soluble qui s'est convertie à l'air en une poussière blanche et légère, semblable à de la magnésie. La morphine facilement séparée de cette matière devenue pulvérulente, pesait 0^{gr},45 ; ce qui, ajouté aux 2^{gr},28 ci-dessus, en porte la quantité à 2^{gr},73.

Cette qaantité répond à

13,79 pour 100 d'opium mou,
15,46 — — sec.

Tableau des quantités de morphine retirées de 100 parties des différents opiums indigènes.

Opiums.		Mous.	Durs.	Secs.
De pavot blanc (de M. E. de Morgan),		14,99	15,86	17,22
D'Algérie (exposition de 1855),		»	11,13	12,10
De M. Aubergier (Exposition de 1855),		»	14,29	14,96
De pavot œillette, d'Eyrès (général Lamarque),		»	18,90	20,67
De Saint-Sever (général Lamarque),		»	15,98	16,79
De pavot œillette (M. Bénard),		»	14,21	14,83
Id.	*Id.*	»	14,35	15,60
Id.	*Id.*	»	20,34	21,23
Id.	de M. Renard.	»	21,10	22,88
Id.	de M. de Morgan,	15,09	15,87	17,30
Id.	de M. Page, de Gisors,	13,79	»	15,46

Conséquences des essais qui ont précédé, par rapport à l'opium d'Anatolie.

Je reviens à mon point de départ qui était qu'on calomnie l'opium d'Anatolie en admettant qu'il peut *normalement* ne contenir que 3 à 4 centièmes de morphine, et que les meilleures sortes restent au-dessous de 10 pour 100.

J'ai déjà cité M. de Vry qui fait varier la richesse en morphine de l'opium de Smyrne entre 0 et 9 pour 100, et M. Decharmes, professeur de mathématiques au lycée impérial d'Amiens et docteur ès sciences, qui admet une proportion de 3 à 6 pour 100. J'en pourrais citer d'autres qui pensent que les opiums du commerce ne renferment, le plus souvent, que de 5 à 8 de morphine, et qui trouvent trop élevé le dosage à 10 pour 100; d'autres encore qui, ayant trouvé dans l'opium de Smyrne de 3 à 6 de morphine, présentent ces faits, non comme se rapportant à des opiums falsifiés mais comme les variations possibles d'un état naturel.

Enfin, je dois citer M. Berthé qui, dans un mémoire présenté à l'Académie de médecine, annonce avoir pris dans une caisse d'opium, 160 pains de cette substance, sur chacun desquels il a prélevé 5 grammes de matière; ayant formé une seule masse homogène de ces 160 parcelles d'opium, il en a retiré 8,25 de morphine pour 100. D'une autre part, M. Berthé ayant pris au hasard 12 pains parmi les 160, et les ayant dosés chacun séparément, les quantités de morphine ont varié entre 6 et 9,50 pour 100; la moyenne est de 7,59.

La conclusion de M. Berthé est que, dans l'opium d'*excellente qualité*, la quantité de morphine peut varier de 45 pour 100. J'avoue d'abord que je ne comprends pas cette conclusion des résultats ci-dessus; ensuite, son opium, loin d'être d'une excellente qualité, était, suivant moi, d'une qualité très-médiocre.

J'en trouve la preuve dans les sept opiums d'Anatolie de M. Della Sudda, qui ont donné, en morphine :

		Moyenne.
A l'état mou,	»	12,35
A l'état sec,	»	14,78

Et dans les douze opiums pris dans le commerce, à Paris, dont un a fourni exceptionnellement :

	A l'état mou.	Sec.
Morphine,	18,24	21,46

Deux autres, les plus inférieurs :

	A l'état mou.	Sec.
Morphine,	9,60	11,70

Et dont la moyenne totale a été :

	A l'état mou.	Sec.
Morphine,	12,40	14,66

Je puis d'autant plus me permettre d'opposer mes résultats à ceux de M. Berthé, qu'ils sont exactement d'accord avec une extraction de morphine faite sur une grande échelle, par M. Merck de Darmstadt. Je trouve ce fait cité dans la notice de M. Chevallier. M. Merck ayant reçu directement, vers l'année 1845, *plusieurs caisses* d'opium d'Anatolie, cet opium, qui était récent et mou par conséquent, lui a rendu de 12 à 13 pour 100 de morphine parfaitement pure. Il reste donc acquis au débat, comme on le dit au palais, que l'opium d'Anatolie, quoique contenant toujours de 25 à 28 pour 100 de pellicules de pavots, présente facilement de 12 à 14 pour 100 de morphine.

Faut-il donc, parce que des fraudeurs falsifient cet opium de manière qu'il ne contienne plus que 5 ou 6 pour 100 de morphine, prescrire que l'opium sera toujours falsifié par une addition de matière inerte, afin de l'abaisser à 10, 9 ou 8 pour 100 de morphine; car ce serait là le moindre des inconvénients produits par un titrage obligatoire à l'un de ces nombres! Il paraîtra sans doute impossible qu'on admette une pareille conclusion, et vous, messieurs, l'élite de la pharmacie française, réservant pour la fabrication de la morphine les opiums falsifiés, vous rechercherez et vous n'introduirez dans vos compositions officinales que des opiums d'Anatolie choisis, contenant en moyenne 15 pour 100 d'eau, dont la moitié s'évapore par la dessiccation à l'air, et contenant en moyenne :

12   de morphine à l'état mou,
13,50   —   — dur,
14,75   —   — sec.

Sur l'opium indigène.

Je ne fatiguerai pas l'attention de cette assemblée en lui parlant de nouveau d'un opium de Perse dont l'introduction dans notre commerce est toute récente et dont la véritable origine est encore incertaine; je ne reviendrai pas davantage sur les opiums de l'Inde qui, heureusement pour les Chinois, sont tous d'une qualité très-inférieure et qui, heureusement pour nous, mais dans un autre sens, ne sont pas apportés en Europe.

Je me bornerai à appeler votre attention sur les opiums

indigènes de France et d'Algérie. Celui-ci, jusqu'à présent, je crois, est resté inférieur aux bons opiums d'Anatolie. Celui de 1855, le dernier que j'aie analysé, m'a donné 11 centièmes de morphine à l'état dur, ou 12 centièmes à l'état sec. Quant aux opiums de France, celui qui doit surtout fixer notre attention est l'opium de M. Aubergier.

C'est sans doute un fait très-louable et très-patriotique que d'introduire dans son pays une nouvelle culture, une nouvelle industrie, et de l'affranchir, comme on le dit, *d'un tribut à l'étranger;* mais comme, en définitive, un pays, quelque étendu qu'il soit, ne peut pas tout produire, l'avantage n'est pas aussi complet qu'on le croit d'abord : par exemple, nous achetons aujourd'hui à l'étranger moins de sucre, moins d'huiles, moins de garance qu'autrefois (1) ; mais nous achetons beaucoup plus de blé et il y a là plus qu'une compensation : l'excès dans l'application d'un bon principe peut avoir des inconvénients.

Je ne veux pas appliquer cette restriction à l'opium français, dont la production sera toujours bornée comparativement à l'étendue de notre territoire, et je reconnais d'ailleurs qu'il y a un grand avantage à produire de l'opium en France, surtout tant qu'il nous sera livré par des mains loyales ; mais il ne faudrait pas que la préférence qu'on lui accorde fût fondée sur une fausse appréciation de l'opium étranger.

M. Aubergier a voulu faire une chose profitable à tous : mais il a désiré, je ne l'en blâme pas, que ce ne fût pas à son détriment. Alors, pour être indemnisé des frais considérables qu'il a dû faire, pour établir dans le monde commercial et surtout médical son opium, il a fallu lui trouver un nom spécial ; M. Aubergier a adopté celui d'opium du *pavot pourpre*, qui est le pavot ordinaire des jardins ; puis, ayant fait un certain nombre d'essais qui ont paru prouver que le pavot blanc produisait un opium inférieur à un dixième de morphine, et souvent très-inférieur à cette limite, et que, au contraire, le pavot pourpre donnait un opium toujours constant ou ne variant

____

(1) Proportionnellement à la consommation qui en est considérablement augmentée.

qu'entre 10 et 11 de morphine pour 100, il a proclamé ces deux résultats, qui seraient en effet très-importants s'ils n'étaient pas contredits par l'expérience.

Or, non-seulement le pavot blanc fournit facilement un opium contenant de 12 à 15 de morphine pour 100, quelquefois davantage, mais l'opium du pavot pourpre peut varier dans les mêmes limites.

La preuve en est que M. Chevallier a retiré 17,50 de cet alcaloïde de l'opium du pavot pourpre, recueilli sous ses yeux, chez M. Aubergier, où il se trouvait comme membre d'une commission nommée par la Société d'encouragement, et que l'opium déposé par M. Aubergier à l'exposition de 1855, où je m'en suis procuré une petite masse à l'état dur, contenait 14,21 de morphine ou 14,96 à l'état sec. Comme on le voit, au lieu de vouloir déprécier l'opium de M. Aubergier, je tends à lui donner une plus grande valeur ; je doute cependant que mon honorable confrère m'en ait une grande obligation, parce que, en le faisant, je montre que le pavot pourpre n'est pas moins soumis que les autres variétés aux influences extérieures qui agissent sur tous les végétaux.

Le pavot-œillette lui-même, type primitif du pavot noir, n'est pas exempt de ces variations. Il fournit généralement un opium plus riche en morphine que tous les autres, mais pas autant qu'on l'a supposé. Les quatre opiums-œillette que j'ai analysés m'ont donné, à l'état sec, — 14,83 — 15,60 — 17,30 — 21,23 et 22,88 de morphine , et ceux du général Lamarque 16,79 et 20,67 pour 100 (1). Or, j'ai trouvé, dans le commerce à Paris, un opium d'Anatolie (n° 13) contenant 21,46 de morphine, et un autre (n° 17) qui renfermant seulement 13,55 de morphine, mais en même temps 28 pour 100 de pellicules de pavots, contenait, pour 100 parties de suc pur desséché, 20,73 de mor-

---

(1) Dans une thèse très-savante et qui ne laisse rien à désirer, sur l'opium du pavot-œillette, que M. Decharmes vient de présenter à la Faculté des sciences de Nancy (5 août 1861), ce savant professeur fixe à 17,60 la quantité de morphine qu'il a retirée de cet opium et à 0,55 celle de la codéine. Il n'a pu en extraire ni *narcotine* ni *thébaïne*. M. Decharmes a d'ailleurs poursuivi jusqu'aux dernières limites des pro-

phine. Le *maximum* de morphine contenu, soit dans le suc propre du pavot blanc, soit dans celui du pavot noir, paraît donc varier de 20 à 23 pour 100 ; seulement, pour le pavot blanc, cette proportion est l'exception ; pour le pavot noir, elle est le résultat le plus habituel. Il n'en est pas pas moins vrai que réservant, comme je l'ai déjà dit, pour l'extraction de la morphine, et quelle que soit leur origine, les opiums secs, inférieurs à 12 centièmes et ceux supérieurs à 15, je demande, pour conclusion finale, qu'on n'applique à la préparation des médicaments que ceux intermédiaires entre ces nombre et qui contienent par conséquent :

	A l'état mou. (15 cent. d'eau), Morphine.	A l'état dur. (7,50 d'eau). Morphine.	A l'état sec. » Morphine.
Au minimum,	10,20	11,10	12
Au maximum,	12,75	13,87	15

Ces nombres comprennent les moyennes précédemment adoptées et limitent les *minima* et *maxima* au delà desquels l'opium doit être affecté à l'extraction de la morphine.

---

priétés physiques et chimiques, la comparaison des principes les plus essentiels de l'opium exotique et de l'opium du pavot-œillette (*morphine, codéine, acide méconique*), sans pouvoir y découvrir aucune différence. Ce résultat que l'on pouvait prévoir, mais qu'il fallait cependant prouver, fait désirer encore plus que l'on vulgarise dans le nord de la France l'extraction de l'opium du pavot-œillette.

OBSERVATIONS

SUR LE

LAUDANUM LIQUIDE DE SYDENHAM.

———o◦◯◦o———

Thomas Sydenham, célèbre médecin anglais, qui vivait de 1624 à 1689, est l'auteur du laudanum qui porte son nom. La formule qu'il en a donnée a été insérée presque textuellement dans tous les codex français, dans nos traités de pharmacie et dans plusieurs pharmacopées étrangères; il faut remarquer cependant que la livre médicinale anglaise étant de 12 onces et la livre française de 16, tandis que le laudanum anglais contenait le sixième de son poids d'opium, le laudanum français n'en a toujours représenté que le huitième. On ne trouverait aucune bonne raison pour modifier cet état de choses, adopté et rendu obligatoire pour nous depuis près de 150 ans (1).

Quelles que soient les raisons qui ont porté Sydenham à joindre à l'opium une forte dose de safran et deux autres aromates, la cannelle et le girofle, il est certain que son laudanum,

———

(1) Voici la formule de Sydenham :

Prenez vin d'Espagne : 1 livre; opium choisi 2 onces; safran 1 once; cannelle et girofles pulvérisés, de chaque 1 gros. Faites digérer au bain-marie pendant deux ou trois jours, passez et conservez

Nota. — Le vin d'Espagne usité était surtout celui de Malaga; je n'en ai pas vu employer d'autre. Le Codex de 1818, en prescrivant nominativement le *vin de Malaga*, n'a fait que consacrer l'usage adopté dans les bonnes pharmacies. En substituant une macération prolongée à la digestion au bain-marie, en conseillant une forte expression et la filtration au papier, ce Codex n'a fait encore qu'adopter des pratiques depuis longtemps suivies. On peut encore améliorer le procédé, en traitant d'abord les deux aromates et le safran par les trois quarts, puis tel qu'il a toujours été formulé en France, est un puissant calmant, privé de l'effet irritant que possède souvent l'opium quand on l'administre seul, et il est essentiel qu'il soit préparé partout, en France au moins, suivant une seule et même formule, qui est celle du Codex. Nous blâmerions fortement tout pharmacien qui, par négligence ou par tout autre motif, altérerait la formule du Codex et livrerait aux malades un laudanum privé d'une partie des substances qui doivent le composer.

Qu'on ne nous accuse pas d'admettre un fait impossible; trop d'exemples nous ont montré qu'il pouvait se produire, ôtant toute certitude à la préparation d'un médicament très-actif; détruisant la confiance que l'on doit avoir dans sa valeur thérapeutique; ayant enfin un effet désastreux pour l'honorabilité de la profession de pharmacien.

Soubeiran, pénétré de l'importance de ce sujet, a exposé très-exactement tous les caractères d'un laudanum bien préparé.

« Couleur d'un brun jaune en masse, teignant la paroi des « vases d'un jaune d'or qui persiste assez longtemps. — Odeur « vireuse où domine celle du safran. — Densité 1075 (10 degrés « au pèse-sel de Baumé). — Richesse alcoométrique, 17 à 18 « pour 100. — Quantité d'extrait fourni par l'évaporation, « 20 pour 100. — Une partie de laudanum étendue de 50,000

---

par le dernier quart du vin prescrit: exprimant fortement à chaque fois dans un linge de dimension strictement suffisante, et se servant des deux liqueurs, successivement, pour épuiser de ses principes solubles l'opium pulvérisé. Voici les avantages de cette manière d'opérer :

1° On obtient une dissolution plus complète des principes du safran et de l'opium

2° L'expression de ces deux ingrédients qui est très-difficile quand ils sont réunis, est bien plus facile quand on les traite séparément.

3° La filtration du laudanum provenant de l'expression de l'opium et du safran réunis, est très-longue. Elle est très-prompte au contraire, quand on opère sur les liqueurs qui proviennent des traitements successifs du safran et de l'opium, ces liqueurs étant préalablement réunies et reposées.

« parties d'eau donne une liqueur dont la teinte jaune est
« encore appréciable.

« Un gramme de laudanum, fait avec de l'opium à 10
« pour 100 de morphine, contient 11 milligrammes de mor-
« phine. »

Des caractères aussi précis rendent très-facile la distinction
d'un laudanum bien ou mal préparé; mais quand on a mal
fait on peut vouloir montrer que les caractères qui vous con-
damnent n'ont pas de valeur; on dit que le Codex ne peut
fournir des médicaments toujours identiques, par suite des
grandes variations présentées par les matières commerciales;
on affirme que la formule du Codex est tellement défectueuse
qu'il est permis aux pharmaciens d'en chercher et d'en adopter
une meilleure; on avance bien d'autres propositions tout aussi
pernicieuses que je me fais un devoir de combattre successivement.

Première proposition. — Le Codex ne peut pas mettre à la
disposition des médecins un laudanum toujours pouvu des
mêmes caractères et de même vertu médicinale, en raison des
grandes variations présentées par les matières commerciales qui
entrent dans sa composition.

Observation. — Il n'y a peut-être pas deux êtres naturels ou
deux parties semblables d'être naturel de même espèce, qui
soient parfaitement identiques; *aucun codex légal ne peut
mettre à l'abri de ces variations.*

Mais au delà de ces différences qui sont peu importantes, il
y en a d'autres auxquelles sons sujets principalement les produits préparés; différences causées par les mélanges de parties
inertes ou par des falsifications. De ces diverses altérations, le
pharmacien doit savoir se garantir; et si, par exception, il re-
connaît avoir chez lui une substance de mauvaise qualité, il ne
doit pas l'employer, afin de conserver au médicament préparé
*toute la valeur et toute la constance qu'il est possible de lui
donner.* Pour ne pas sortir du présent sujet, un pharmacien peut-
il accepter et employer comme vin de Malaga, tout liquide
vineux présenté sous ce nom? doit-il acheter et employer un
opium privé des caractères de pureté et de force d'un opium de
choix, ou qui aurait été privé d'une partie de la morphine qu'il

doit contenir ? Emploiera-t-il un safran vieilli, fermenté ou contenant de l'eau, de l'huile, du sable ou du carthame? Enfin, si un pharmacien, remplace, lui-même, une des substances qui, d'après le Codex, composent le laudanum de Sydenham, par une autre de moindre valeur, ce pharmacien ne commettra-t-il pas un fait répréhensible dont il pourra lui être demandé compte ?

Deuxième proposition. — L'intensité de la couleur du laudanum varie avec l'âge de la préparation, la matière colorante du safran se déposant en grande partie et se détruisant même de plus en plus.

Observation. — Un laudanum de Sydenham exactement préparé d'après le Codex, à l'École de pharmacie, *depuis neuf ans*, est encore aujourd'hui tellement foncé en couleur qu'on a peine, malgré sa transparence parfaite, à distinguer la lumière du jour au travers, dans un flacon plat, ayant 4 centimètres d'épaisseur. Ce même laudanum communique à 1,000 parties d'eau une couleur jaune d'or ; la teinte jaune est encore sensible dans 30.000 parties d'eau.

Troisième proposition. — La densité du laudanum n'est pas moins variable, attendu que le vin de Malaga lui-même présente de grandes variations, selon la maturité du raisin, la transformation plus ou moins complète du sucre en alcool, sans compter la transformation en malaga de différents vins du Midi. Un assez grand nombre de vins de Malaga, de bonne qualité apparente, essayés au pèse-sel de Baumé, ont varié de 2 à 10 degrés.

Observation. — Quelles que soient les variations de densité que peut offrir le vin de Malaga, elles sont loin d'être aussi grandes qu'on le prétend Aucun malaga véritable ne porte 2 degrés au pèse-sel de Baumé ; aucun non plus n'a été trouvé supérieur à 9 degrés. Voici le tableau de ceux qui viennent d'être examinés à Paris.

Numéros.	Densités.	Degrés au pèse-sel de Baumé.
1	1032	4,50
2	1038	5,25
3	1050	6,75
4	1051	6,85
5	1053	7,10
6	1056	7,50
7	1056	7,50
8	1058	7,75
9	1062	8,25
10	1065	8,70
11	1068	9,00

Le vin n° 1 était très-mobile et d'une teinte tirant trop sur le rouge. C'était un vin d'Alicante.

Le vin n° 2 a été acheté en 1843, à l'entrepôt des Marais, avec certification de son origine. Ce vin s'est déchargé avec le temps d'une partie de sa matière colorante.

Le vin n° 3 a servi à l'École, en 1852, pour préparer un laudanum destiné à servir de type.

Le n° 4 était un malaga très-fin, âgé de vingt ans.

Le n° 8, est un vin de Malaga fin, d'origine certaine, choisi pour la table.

Les n°° 9, 10 et 11 présentent les caractères d'odeur et de goût du vin de Malaga; mais ils sont très-foncés et liquoreux; ils ont sans doute été préparés par concentration partielle du moût, avant la fermentation.

En excluant seulement le n° 1, comme étant d'une nature différente, on trouve pour la densité moyenne des dix autres 1056 ou 7ᵈ,5 Baumé, ce qui est aussi la densité du plus grand nombre.

Quatrième proposition. — Il n'est pas rare, dans les visites faites chez les pharmaciens, de constater dans des laudanums de Sydenham qui, d'ailleurs, ne présentent rien de répréhensible, des variations qui vont de 2 à 11 degrés de Baumé.

Observation. — L'École de pharmacie trouverait probablement la plupart de ces laudanums très-répréhensibles. Le vin de Malaga, pesant au *minimum* 5 degrés, au pèse-sel de Baumé, et acquérant au moins 4 degrés, par l'addition des principes solubles de l'opium et du safran, il en résulte que le laudanum de Sydenham doit marquer au *minimum* 9 degrés au pèse-sel. C'est ce qui ressort du tableau suivant de huit laudanums, dont la densité a été comparée à celle des vins qui ont servi à leur préparation. Nous conservons les numéros affectés plus haut aux vins de Malaga.

NUMÉROS.	DENSITÉS DES VINS		DENSITÉS DES LAUDANUMS	
	Au densimètre.	Au pèse-sel.	Au densimètre.	Au pèse-sel.
1	1032	4,50	1066	9
2	1038	5,25	1071	9.50
3	1050	6,75	1081	10,60
5	1053	7,10	1083	11
6	1056	7,50	1090	12
9	1062	8,25	1116	15
10	1065	8,70	1089	11,8
11	1068	9	1100	13

Si l'on prend la différence entre la densité des vins et celle des laudanums correspondants, on arrive aux résultats suivants :

Numéros.	Augmentation de densité.	
	Au densimètre.	Au pèse-sel.
	Millièmes.	Degrés.
1	34	4,50
2	33	4,25
3	30	3,85
5	30	3,90
6	34	4,50
9	54	6,75
10	24	3,10
11	32	4,00

La moyenne de tous ces nombres donne une augmentation de 34 millièmes au densimètre, ou de $4^d,34$ au pèse-sel. Mais en ne tenant pas compte des résultats anormaux des n°s 9 et 10, on trouve une augmentation moyenne plus exacte de 32 millièmes ou de $4^d,17$ au pèse-sel.

On peut remarquer que si le n° 1 pèche sous le rapport de la nature du vin, l'augmentation de $4^d,50$ qu'il a éprouvée, indique qu'il a reçu très-consciencieusement les doses prescrites d'opium et de safran. Il est à croire que le n° 10 n'a pas été soumis à une digestion assez prolongée. Quant au n° 9, il peut y avoir eu erreur en plus sur la dose des ingrédients, ou bien une filtration trop prolongée pendant laquelle le liquide aura éprouvé une certaine concentration.

Quoi qu'il en soit, en laissant de côté les n°° 9 et 10, la densité moyenne des autres est de 1080 ou de 10ᵈ,60 ce qui était la densité première du laudanum n° 3, préparé en 1852 à l'École de pharmacie. Aujourd'hui, ce laudanum, malgré l'enduit noirâtre déposé au fond du flacon, pèse encore 1076 ou 10 degrés au pèse-sel. C'est exactement la densité moyenne adoptée par Soubeiran.

Cinquième proposition. — La nature de l'opium influe sur la densité acquise par le laudanum. L'opium Aubergier, l'un des meilleurs que l'on connaisse, est un de ceux qui fournit le moins d'extrait.

Observation. — Cette assertion, mise en avant par quelques pharmaciens, pour faire excuser la faible densité de leur laudanum et la petite quantité d'extrait qu'il fournit, est démentie par l'expérience. L'opium de M. Aubergier qui était à l'exposition de 1855, a fourni, pour 100 parties, 70,77 d'extrait *dur* qui, redissous dans l'eau froide et desséché de nouveau, s'est réduit à 69,87. L'opium de Smyrne *choisi* qui contient toujours, néanmoins, une certaine quantité de pellicules détachées de la capsule des pavots, fournit seulement de 58 à 61 d'un premier extrait dur et cassant, lequel, purifié par une seconde solution dans l'eau froide, se réduit à 55 ou 57 centièmes. La différence est la même quand l'opium est employé à la préparation du laudanum, parce que l'extrait d'opium, qui est entièrement soluble dans l'alcool à 55 et 60 centièmes, l'est aussi, à plus forte raison, dans le vin. L'emploi de l'opium Aubergier, pour la préparation du laudanum, au lieu de diminuer la densité et la quantité d'extrait fournie par ce médicament doit, au contraire, contribuer à les augmenter.

Sixième proposition. — Le vin de Malaga contient déjà trop de principes à l'état de dissolution, pour être un bon dissolvant de l'opium et du safran. Il donne un produit trouble et l'on est obligé d'y ajouter de l'alcool pour en obtenir la clarification. Il y a tout avantage pour le médicament à ce qu'il soit préparé avec un vin blanc non sucré de France.

Observations. — Les matières fixes contenues dans le vin de Malaga, n'empêchent pas qu'il ne dissolve bien les principes essentiels de l'opium et du safran, qu'il n'augmente beaucoup en densité et qu'il ne fournisse un liquide filtré *transparent*.

Quant à la substitution d'un vin blanc ordinaire de France au vin de Malaga, il est sans doute permis à des pharmaciens qui n'y ont pas suffisamment réfléchi, de la proposer ; mais jusqu'à ce que cette substitution ait été sanctionnée par un nouveau Codex, ils sont légalement obligés de suivre l'ancien.

Il ne faut pas laisser croire, cependant, que ce soit là la seule raison que l'on puisse donner pour prescrire l'emploi du vin de Malaga : ce vin est préférable à tout vin blanc ordinaire de France, et le changement proposé serait préjudiciable à la bonne qualité du médicament.

Les pharmaciens emploient pour la préparation des vins médicinaux deux sortes de vins : les vins sucrés et très-alcooliques d'Espagne ou de Madère, et les vins blancs ou rouges de France, non sucrés et moins alcooliques. Ceux-ci, qui ne sont pas susceptibles d'une longue conservation quand ils sont en vidange, ne peuvent être employés que pour les vins médicinaux qui s'administrent à la dose d'une ou plusieurs cuillerées, comme ceux de gentiane, d'absinthe, de quinquina, etc. ; et encore, comme ces vins composés s'aigrissent facilement, les médecins prescrivent-ils souvent de les préparer au vin de Malaga ou au Madère.

Ces deux derniers vins, qui se conservent longtemps, même en vidange (dans des vases bouchés), sont *nécessairement* prescrits pour la préparation des vins médicinaux qui sont usités à très-petite dose, souvent par gouttes, comme le laudanum dont les flacons sont ouverts trente ou quarante fois dans le cours d'une journée.

Le vin de Madère pourrait donc être employé pour préparer le laudanum liquide dont la densité serait alors sensiblement diminuée.

Un vin de Madère très-ancien et d'une qualité supérieure, avait exactement la densité de l'eau et marquait 0 à l'alcoomètre de Gay-Lussac.

Un autre vin, plus nouveau, avait une densité de 0,995 = 3ᵈ,43, G.-L.

Un troisième, dit de *première qualité*, avait une densité de 0,994 = 4ᵈ, G.-L.

Un quatrième vin de Madère, nouveau, plus coloré que les précédents, marquait 0,25 à l'alcoomètre ; densité 0,997.

La moyenne des 4 densités est de 0,996 = 2ᵈ,7, G.-L.

En ajoutant à la densité moyenne 0,996, l'augmentation de 32 millièmes, due à l'addition de l'opium et du safran, on trouve pour le laudanum fabriqué au vin de Madère, une densité moyenne de 1,028 = 4 degrés de Baumé.

Le seul inconvénient qu'il y aurait à adopter le vin de Madère, et c'est peut être ce qui a déterminé le choix du vin de Malaga, c'est que, ordinairement, à égalité de qualité relative, le premier coûte plus cher que le second dans le rapport de 7 à 5, et que les personees qui ne reculent pas devant la substitution au vin de Malaga d'un mélange de vin blanc et d'alcool, ou d'alcool et d'eau, le feraient, à plus forte raison, pour le vin de Madère. Quant au vin blanc ordinaire de France, il ne sera certainement pas adopté par le Codex pour la préparation du laudanum. D'autres raisons que celle ci-dessus exposée militent encore pour cette exclusion. La première est que, quelles que soient les variations de densités observées dans les vins de Madère et de Malaga, ces vins ont toujours sensiblement la même force alcoolique, 17 à 18 centièmes pour le vin de Malaga, 18 à 20 centièmes pour le vin de Madère. Dans ces contrées très-méridionales, les raisins atteignent toujours leur complète maturité. Il n'en est pas de même dans une partie de la France où la force alcoolique des vins est souvent très-faible et très-variable.

La dernière raison que j'opposerai à l'adoption d'un vin blanc ordinaire de France pour la préparation du laudanum, c'est que ce vin, en éprouvant la fermentation acétique, détermine une altération concomitante dans les autres principes du laudanum. C'est alors que la matière colorante du safran paraît se détruire et qu'il se forme au fond des vases un dépôt noirâtre, poisseux, abondant, dû surtout aux principes de l'opium. Cette double altération est peu sensible dans le vin préparé au vin de Malaga, ainsi que le prouvent celui préparé à l'École de pharmacie depuis neuf ans, et tous ceux que je viens d'examiner dans plusieurs des meilleures pharmacies de Paris.

En résumé, je le dis avec regret, remplacer le vin de Malaga par un vin blanc du pays, d'une valeur moindre, par un mélange de vin blanc et d'alcool ou par de l'alcool affaibli, ce n'est pas un perfectionnement, c'est faire, suivant moi, une action prévue par la loi du 1er avril 1851.

Note additionnelle.

J'ai dit, en commençant cette notice, que le Codex français, en remplaçant dans le laudanum de Sydenham la livre anglaise de 12 onces par une livre de 16 onces, avait diminué la force de ce médicament dans le rapport de 8 à 6. Dans une lettre qui a suivi de près ma première publication, mon ami, M. Daniel Hanbury, m'a fait l'observation que la formule française ne différait pas de celle de Sydenham, parce que la livre de vin prescrite par ce dernier était une *livre-mesure* de 16 onces, et non un *livre-troy* de 12 onces. Cela montre l'inconvénient qu'il y a d'introduire dans une formule, surtout sans avertissement préalable, des quantités appartenant à différents systèmes de mensuration. Cela est cause aussi, qu'un grand nombre d'autres pharmacopées, qui ne reconnaissent qu'une seule livre de 12 onces, en copiant la formule de Sydenham, ont bien réellement réduit la quantité de vin de 16 onces à 12. Je citerai les pharmacopées de Strasbourg de 1725 et 1734; de La Haye, 1738; Prague, 1379; Wirtemberg, 1750; Leyde, 1751; de Triller, 1764.

D'autres pharmacopées, celles de Ratisbonne (1727) et de Prusse (1734), ont fait plus : en remplaçant l'opium du commerce par de l'opium purifié (extrait aqueux d'opium), elles ont encore plus que doublé la force du médicament. Quant aux modernes pharmacopées de nos amis d'outre-Rhin, la pharmacopée de Bavière de 1856, suivant ses devancières, conserve la formule de Sydenham, mais avec la livre de 12 onces; la pharmacopée autrichienne de 1855 garde le rapport de 12 à 2, mais remplace le vin par de l'eau de cannelle alcoolisée; la pharmacopée de Prusse de 1846 maintient les ingrédients prescrits par Sydenham, mais porte la quantité de vin à 19 onces au lieu de 12 ou 16. Faites donc de l'unité allemande!

Quant à nous, désirons que toutes les pharmacopées d'Europe conservent intacte la formule donnée par Sydenham, avec sa proportion primitive de 16 parties de vin d'Espagne pour 2 d'opium d'Anatolie de la meilleure qualité.

(Extrait du Journal de Pharmacie et de Chimie. — 1861, 1862.)

Paris. — Imprimé par E. Thunot et Ce, rue Racine, 26, près de l'Odéon.

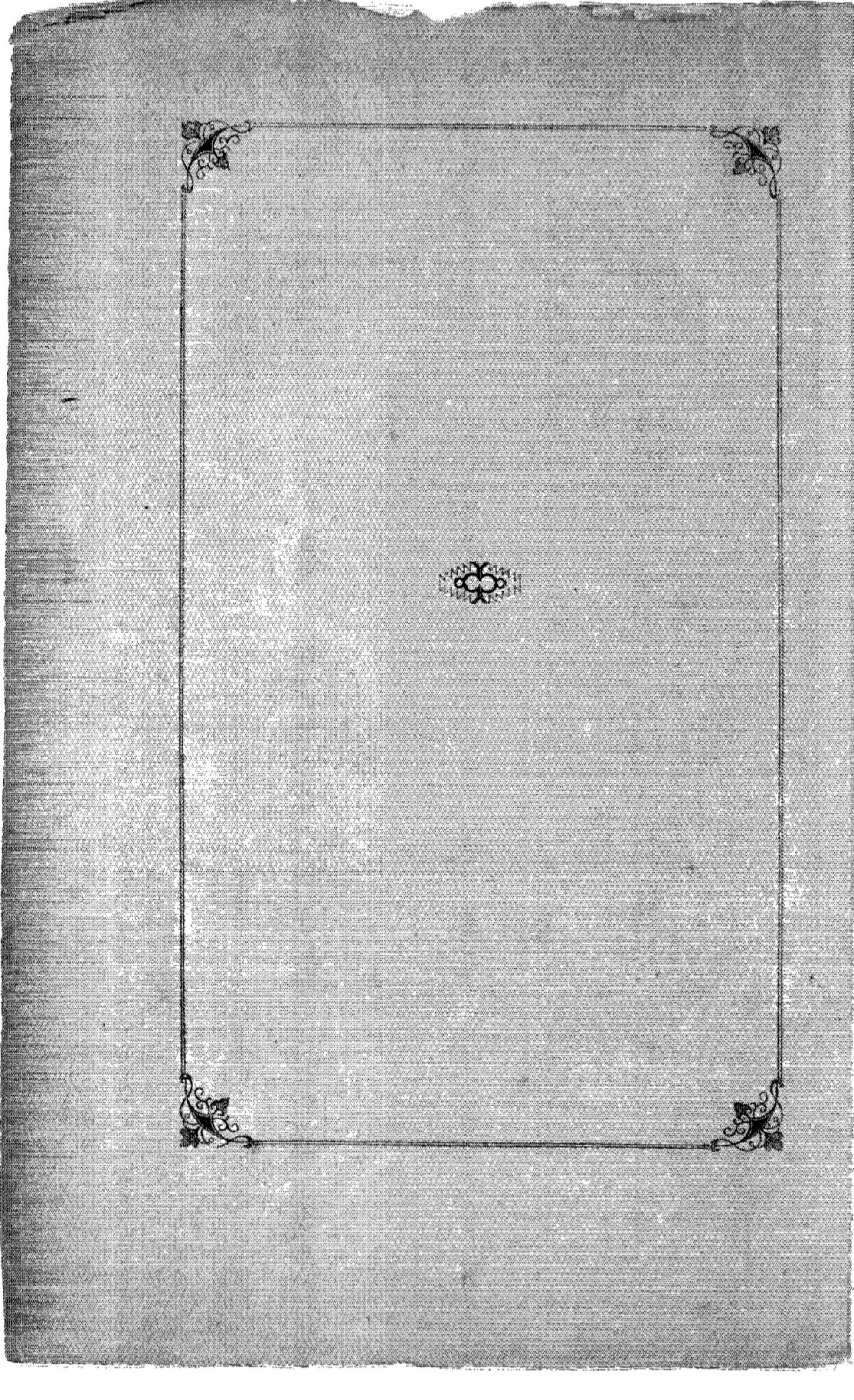

www.ingramcontent.com/pod-product-compliance
Ingram Content Group UK Ltd.
Pitfield, Milton Keynes, MK11 3LW, UK
UKHW022304120726
13694UKWH00003B/1241